DIET FOOD 61

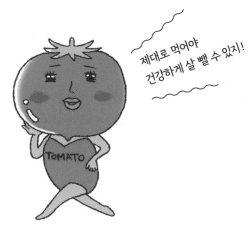

제대로 먹어야
건강하게 살 뺄 수 있지!

기시무라 야스요 지음 **백현숙** 옮김

pan'n'pen

다이어트! 먹는 방법의 **90%** 는 잘못되었다!?

독자 여러분은 다이어트를 해 본 경험이 있나요?

저는 지금까지 2천 명이 넘는 사람들이 다이어트에 성공할 수 있도록 도왔습니다. 그러면서 제가 그랬듯 다이어트 도중에 많은 실패를 겪는 걸 곁에서 지켜봤습니다.

제 생에 첫 다이어트는 13살 때, 3일 동안 사과만 먹는 '사과 다이어트'입니다. 몸무게가 3kg 빠지기는 했지만 너무 무리한 나머지 겨우 하루 만에 몸무게는 제자리로 돌아오고 말았습니다. 그 후로도 잘못된 다이어트 방법으로 10년 넘게 감량과 요요현상을 반복하다가 몸무게가 15kg 이상 늘어난 적도 있습니다. 결국 24살에는 몸 상태가 급격히 나빠져서 갑자기 응급실에 실려 간 적도 있습니다.

'먹는 방법'에 문제가 있습니다.

제가 여러 가지 다이어트에 도전하면서, 또한 지금까지 많은 이들의 다이어트를 도우면서 깨달은 것은 '먹는 방법'에 문제가 있다는 것이었습니다.

다이어트에 관한 정보는 곳곳에 차고 넘칩니다. 그중에는 유익한 정보도 있지만 전문가의 시선에서 볼 때 '이런 방법은 너무한데…'라고 생각할 만한 것도 있습니다. 올바른 정보이지만 오해를 불러 일으키기 쉽게 표현된 것도 있습니다. 그 결과 많은 사람이 다이어트 중에 잘못된 방법으로 식재료를 조리하고 섭취합니다.

'다이어트 중에 올바르게 먹는 방법'이란 식재료에 대한 지식을 먼저 갖추고, 무리되지 않게 자신의 생활에 적용하는 것입니다. 그리하여 다이어트를 계속할 수 있는 방법을 찾는 것입니다. 식단 관리를 지속할 수 없으면 원하는 결과를 얻지 못하고 다이어트는 끝나버리고 말 것입니다.

건강하게 예뻐지는 올바른 다이어트를 실천하자.

다이어트는 '목적'이 아닌 예쁘고 건강해지는 '목표'를 이루기 위한 '수단'입니다. 많은 이들이 잘못된 지식을 근거로 다이어트를 실천한 결과는 살이 빠지지 않거나, 살은 빠졌지만 몸 상태가 나빠져서 고통을 겪습니다. 체중은 줄었지만, 건강을 해쳤다면 다이어트를 한 의미가 없습니다.

지금까지 많은 사람이 올바른 방법으로 다이어트를 하여 건강하고 예쁘게 살을 뺌으로써, 몸과 마음이 완전히 바뀌고 자신감을 얻어 인생이 달라져가는 모습을 곁에서 지켜봐 왔습니다. 그런 경험을 통해 올바르게 먹는 방법이야말로 건강한 몸과 마음을 만든다는 사실을 깨달았습니다.

"열심히 노력하고 있는데 살이 빠지지 않아."라고 한다면 그 이유는 자신도 모르는 사이에 잘못된 섭취법을 실천하고 있기 때문인지도 모릅니다.

지속적인 다이어트를 위한 포인트를 짚어드립니다.

이 책은 식재료에 대한 정보와 먹는 방법에 대한 조언으로 가득 차 있습니다. 책을 통해 식재료에 대한 지식을 쉽고 즐겁게 습득하며, 현명하게 섭취하는 방법과 생활 중에 이 모든 것을 손쉽게 적용할 수 있는 방법을 배울 수 있습니다.

이 책을 읽는 독자들이 식재료의 힘을 빌려 조금도 무리하지 않고, 조금 더 예쁘고 건강하게 살을 빼는 데 도움이 될 수 있다면 기쁘겠습니다.

다이어트에 실패 중이라면 확인해보자!

☐ 섭취 과정에서 손실되는 영양소가 있다.
☐ 효과적인 영양 섭취를 방해하는 조리 방법을 쓰고 있다.
☐ 식재료는 좋은데 먹는 방법이 잘못되었다.

이 책을 제대로 사용하는 방법

예쁘게 살 빠지는 식재료와
그것을 올바르게 먹는 방법을
일러스트와 만화로 살펴보세요.
재미있게 지식을 쌓으며
다이어트에 활용합시다.

영양소 함유량 표시
식재료의 칼로리와 특별히 함유량이 많은 영양소의
양을 표기했습니다. 비교하기 쉽도록 각 식재료
100g에 들어 있는 양을 기재했습니다. 마른 재료는
1/10 정도의 양으로 어림잡아 표기하였습니다.

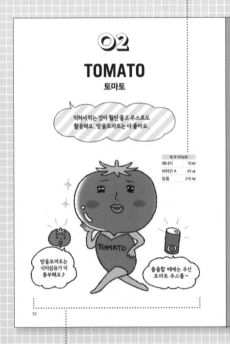

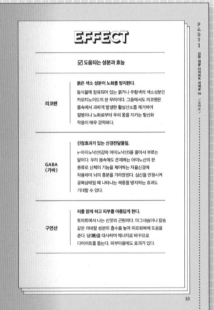

영양소의 효능을 설명
각 식재료에 함유된 영양소가 '예쁘게 살을 빼는'데에
어떤 효능으로 어떻게 도움이 되는지, 그리고 그 특징은
무엇인지 알 수 있습니다. 과학적으로 검증된 내용임은
물론이고, 여전히 연구 중이지만 다이어트에 유익한
정보를 골라 소개합니다.

인덱스가 표시되어 있어요
'이 식재료의 영양소는 무엇일까?'
'어떻게 먹는 것이 좋을까?' 같은
궁금증이 갑자기 생길 때 해당
내용을 쉽게 찾을 수 있는 인덱스가
책에 표시되어 있습니다.

현명하게 먹는 방법 소개
우리 몸속에서 영양소가 어떻게
활동하는지 설명하고, 영양을
효율적으로 흡수할 수 있는
섭취법을 소개합니다.
먹는 방법이 잘못되어 영양을
놓치고 있는 사례도 확인할 수
있습니다. 만화 속에도 정보가
가득하니 놓치지 마세요.

초간단 레시피 소개
다이어트를 응원하는 힐링 캐릭터
'대충이'가 귀차니스트도 뚝딱 만들 수 있는
맛있는 다이어트 레시피를 소개합니다.
음식에 대한 보충 설명이나 응용과 활용법도
소개합니다.

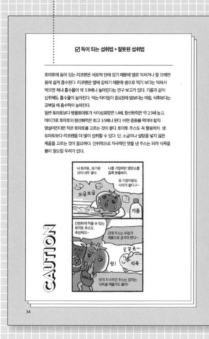

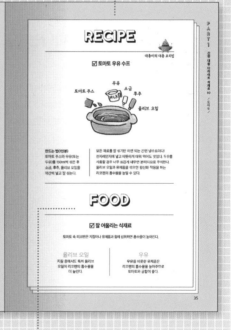

책 속 레시피 계량 기준
· 1컵(1C)은 200ml, 1큰술(1T)은 15ml,
  1작은술(1t)은 5ml입니다.
· 전자레인지는 600W, 오븐 토스터는
  800W 제품을 사용했습니다.

효과가 배가되는 식재료 조합
같이 섭취하면 영양효과가 상승하거나, 해당
식재료에 부족한 영양소를 보충해주는 재료
위주로 골라서 알려드립니다.

책을 시작하며 | 다이어트! 먹는 방법의 90%는 잘못되었다!? 002
이 책을 제대로 사용하는 방법 008
한눈에 살펴보는 영양소별 식재료 순위 202

INTRO.
그 유명하다는 ○○ 다이어트의 함정

case 1. 사과 다이어트 012
case 2. 아침 바나나 다이어트 014
case 3. 당질 제한 다이어트 016
case 4. 삶은 달걀 다이어트 018
case 5. 우무 다이어트 020
　　　　먹으면서 예쁘게 살 빼는 다이어트의 느슨한 규칙 5가지 022

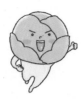

PART 1.
간편 대왕 다이어트 식재료 10

식재료
양배추 028
토마토 032
콩비지 파우더 036
두유 040
식초 044
요거트 048

대충 요리법
마약 양배추 031
토마토 우유 수프 035
콩비지 파우더 매시드 포테이토 039
두유 수프 043
사과식초 스무디 047
아몬드 코코아 요거트 051

미역귀 052 미역귀 새우 초무침 055
발아 현미 056 발아현미 참치 김치 덮밥 059
밀기울 060 참치 올브랜 샌드위치 063
낫토 064 낫토 샐러드 067

간편 대왕 다이어트 식재료 쉽게 활용하는 법 026
다이어트에 활기를 주는 천연 가루 8가지 068

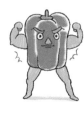

PART 2.
놀라운 감량 효과를 지닌 채소 12

채소 **대충 요리법**
풋콩 074 풋콩 수프 077
브로콜리 078 브로콜리 한 송이 영양밥 081
오크라 082 오크라 잔멸치 간장 무침 085
우엉 086 우엉채 간장 볶음 089
팽이버섯 090 팽이버섯 간단 찜 093
시금치, 소송채 094 초록 채소와 버섯나물 097
양파 98 통양파 수프 99
홍피망 100 색색 피망 볶음 101
오이 102 마약 오이 103
당근 104 당근 참치 샐러드 105
마늘 106 갈릭 낫토 107

다이어트 효과를 높이는 현명한 채소 조리법 072
다이어트 중에 영양을 공급하는 새싹채소 4가지 108

PART 3.
간식과 후식만큼 달콤한 채소와 과일 8

단맛
단호박 114
고구마 118
사과 122
귤 126
딸기 128
바나나 129
키위 130
블루베리 131

대충 요리법
귀차니스트의 단호박찜 117
간단 군고구마 121
사과 콩가루 요거트 125
얼린 귤 127

다이어트 중 간식을 고르는 포인트 112
다이어트 스트레스 줄이는 현명한 간식 6가지 132

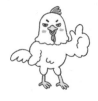

PART 4.
다이어트에 생기와 활기를 주는 달걀·육류·기름류 7

식재료
닭가슴살, 닭안심 138
붉은 살코기(돼지, 소, 양, 말) 142
달걀 146
올리브 오일 148
들기름, 아마씨 오일 150

대충 요리법
간단 샐러드 치킨 141
데리야키 소스 돼지고기 레인지 찜 145
전자레인지 스크램블드 에그 147
잎새버섯 페페론치노 149
들기름 참깨 드레싱 151

다이어트 중에 꼭 알아야 할 육류와 기름 칼로리 136
다이어트 중에 주의해야 할 고기와 기름 3가지 152

PART 5.
다이어트 할 때 꼭 필요한 해산물 친구 12

해산물

연어 158

오징어, 문어 162

정어리, 전갱이 166

참치, 가다랑어 168

해조류(다시마, 톳, 김, 큰실말) 170

가리비 174

굴 176

바지락, 재첩 178

대충 요리법

연어 덮밥 161

오징어 파프리카 굴소스 볶음 165

다진 전갱이 된장 무침 167

참치 루콜라 샐러드 169

큰실말 낫토 김치 덮밥 173

가리비 영양밥 175

굴 채소 찜 177

간단 재첩국 179

다이어트 중에 꼭 알아야 할 해산물 칼로리 156

다이어트 중 편리함을 선사하는 해산물 가공품 4가지 180

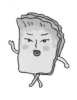

PART 6.
적극적 다이어트 도우미! 콩식품과 발효식품 6

식재료

두부 186

고야두부 190

찐 콩 194

김치 196

미소된장 198

술지게미 199

대충 요리법

두부 치즈 스크램블드 에그 189

푹신푹신 고야두부 193

찐 콩과 말차 허니 요거트 195

김치 두부 무침 197

다이어트 효과를 높이는 식품 섭취법 184

다이어트 효과를 높이는 음료 6가지 200

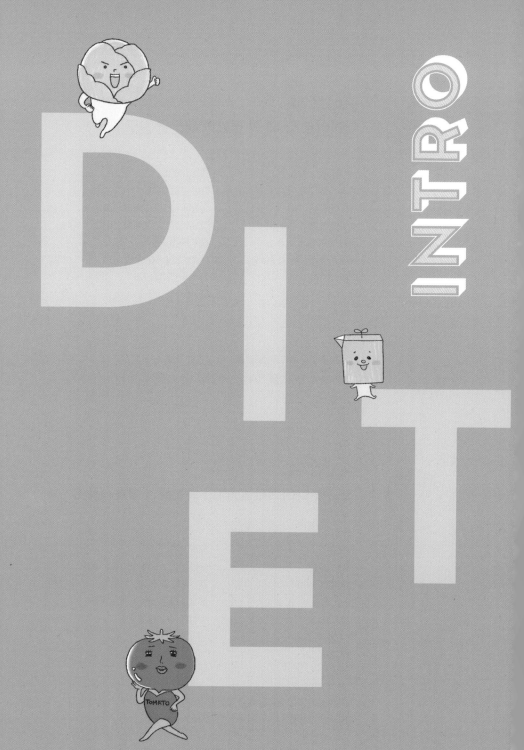

그 유명하다는
◎◎ 다이어트의 함정

'전혀 효과 없음', '요요가 와서 빠진 체중보다 살이 더 많이 쪘어', '몸 상태가 나빠져서 피부의 탄력이 없어졌어!'와 같은 다이어트 실패담은 셀 수 없이 많다. 그러나 '◎◎로 살을 뺄 수 있다'는 말만 들으면 실행하지 않고는 못 배기는 '다이어트 집시'에서 벗어나려면 실패의 경험에서 성공의 열쇠를 찾아야만 한다. 모든 식재료가 가지고 있는 잠재적인 효과는 더할 나위 없이 훌륭하다. 잘못된 것은 바로 '먹는 방법'이다. 이번에야말로 올바르게 먹으면서 예쁘게 살을 빼는 방법을 꼭 찾아보자.

CASE

사과 다이어트

다른 음식이 먹고 싶어진다 ➡ '멘붕'을 경험하게 된다!

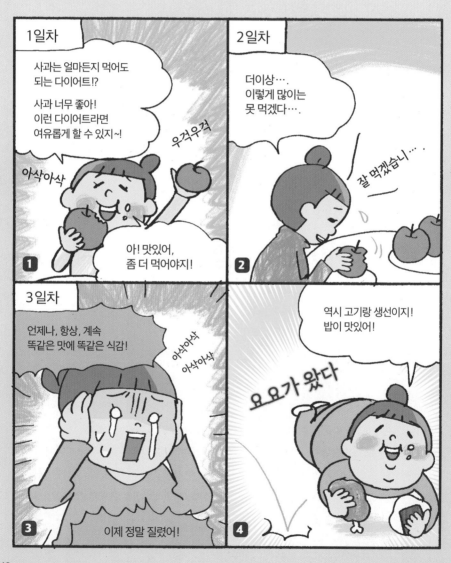

사과 다이어트란

일정 기간 동안 음식을 절제하는 단식 다이어트계의 선두주자로 굉장히 유행했던 방법으로 3일 동안 계속 사과만 먹는 속전속결 다이어트이다. 사과는 원하는 만큼 얼마든지 먹어도 되지만 음료는 물과 커피만 마실 수 있다. 3일 이상 계속하지 않는 것이 원칙!

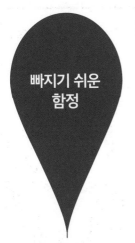

빠지기 쉬운 함정

음식을 먹고 싶은 욕구가 멈추지 않는다!

아삭아삭한 식감에 식이섬유가 풍부해 오랜 시간 포만감을 유지할 수 있고, 산뜻하고 새콤달콤한 맛으로 먹기 좋은 사과! '사과는 다이어트 식품으로 정말 우수해!'라며 신나게 먹을 수 있는 1일차. '좋아하는 만큼 먹어도 된다고 했지만, 이렇게 많이는 못 먹겠어!'라는 상태가 되는 2일차. 그러다가 3일차가 되면 고기나 생선이 못 견디게 그리워지는 '단백질 기아' 상태에 돌입한다.

3일간의 노력이 단 하루 만에 헛수고로 돌아간다.

어찌어찌 견뎌내어 3일 만에 몸무게는 3kg 빠졌지만 하루 만에 제자리로 돌아오는 요요현상이 기다리고 있었다. '힘들게 노력했던 나의 3일을 돌려줘!'라고 외치며 끝이 난다.

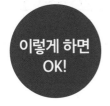

이렇게 하면 OK!

식사 전에 사과를 먹어 섭취 칼로리를 낮춘다. 또는 세 끼 식사 중 한 끼만 사과로 대체한다.

제아무리 영양가 높은 식재료라도 한 가지만 계속 먹는 다이어트는 좋지 않다. 식사를 하기 전에 사과를 먹어 포만감을 얻은 후 식사량을 줄이면 OK. 사과는 한 개를 다 먹어도 150~200Kcal로 열량이 낮기 때문에 하루 한 끼만 사과로 대체하면 무리하지 않으면서 1일 섭취 칼로리를 줄일 수 있다.

 한 가지만 먹는 다이어트는 요요현상을 부를 가능성이 최고!

아침 바나나 다이어트

열심히 노력한 것은 아침뿐 ➡ 의외로 당질 함량이 많다.

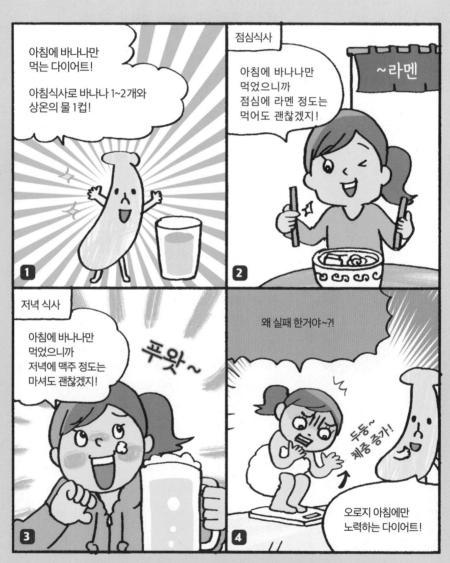

14

아침 바나나 다이어트란

유행하던 당시 SNS 상에서 성공한 사람들이 속출하여 화제가 되었다. 아침식사로 바나나 1~2개와 상온의 물 1컵을 먹으면 끝! 점심식사와 저녁식사는 평소와 다름없이 먹을 수 있다는 점이 매력적이다. 평균 2~3개월간 지속하는 것이 목표이다.

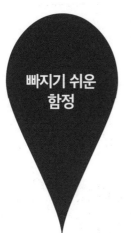

빠지기 쉬운 함정

당질 섭취에 치우친 아침식사는 영양의 균형이 좋지 않다.

'아침에 먹는 과일은 황금'이라는 말도 있거니와 '아침에만' 실천하면 되는 다이어트라는 점이 매력적으로 다가온다. 바나나는 칼륨과 비타민B6 등은 많이 함유하고 있지만, 당질량은 사과의 약 1.5배나 되고 단백질이 거의 들어 있지 않아서 당질 섭취로 치우치기 쉬운 식품이다.

점심과 저녁에 마음껏 먹으면 살을 뺄 수 없다!

긴 시간 공복 후에 맞이하는 아침식사로 당질이 주가 되는 식품을 먹으면 혈당치가 급상승하고 지방이 쉽게 차곡차곡 쌓이는 체질로 변할 수 있다. 결국 효과를 보지도 못한 채 다이어트는 끝이 난다. 아침식사에서 열심히 줄인 칼로리만큼 점심식사로 빈틈없이 보충하고, 저녁까지 마음껏 먹으면 살이 빠질 리 없다.

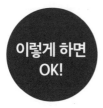

이렇게 하면 OK!

단백질과 비타민C를 보충한다.
점심식사와 저녁식사의 내용을 꼭 다시 점검한다!

질 좋은 단백질을 섭취할 수 있는 요거트(무가당)나 삶은 달걀을 함께 먹거나, 바나나의 양을 반으로 줄이고 비타민C를 섭취할 수 있는 딸기, 키위, 귤 등을 함께 먹으면 균형 잡힌 아침식사가 된다. 저녁식사 때에 당질을 줄여 섭취 칼로리를 조절하면 살이 빠지기 쉬운 체질로 만들 수 있다.

 당질 함량이 많은 아침식사는 지방이 쉽게 쌓이는 몸을 만든다.

당질 제한 다이어트

살은 빠졌지만 몸 상태가 좋지 않아
➡ **지질의 과잉섭취를 부른다!**

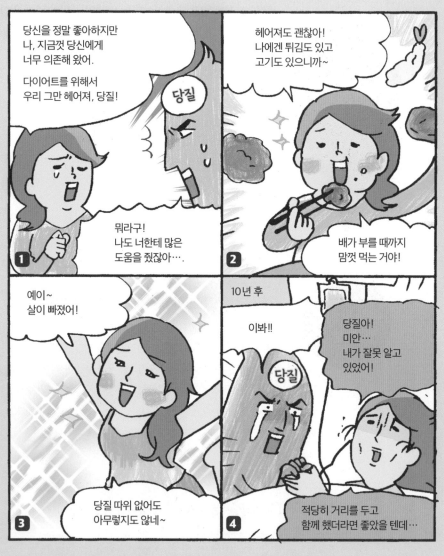

당질 제한 다이어트란

탄수화물 중에서 식이섬유를 제외한 모든 당질을 제한하는 식사법이다. 저탄고지, 로카보(low-carbo) 다이어트라고도 불리며, 세대를 불문하고 폭넓게 유행하고 있다. 주식을 줄이는 만큼 부식(반찬)으로 식사량을 보충할 수 있어 공복으로 인한 스트레스가 적다.

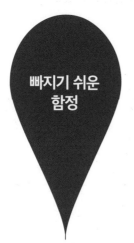

'살이 빠졌다!'는 기쁨도 한 순간!
변비와 소화불량(더부룩함) 같은 질병에 걸릴 위험도!

'밥과 빵 같은 주식의 섭취를 줄이고, 고기나 생선 반찬은 배부르도록 먹어도 OK'라는 간단한 방법과 '배부르도록'이라는 금단의 단어에 이끌려 이 다이어트를 시도해본 사람이 많을 것이다. 당질 과다의 상태로부터 탈출하여 체중 감량에 성공한 사람들이 속출하는 한편, 지방으로 가득한 고기나 튀김 요리 등을 계속 먹게 되면 칼로리 과잉 상태가 되는 것은 불을 보듯 뻔하다. 결국 위에 부담을 주고 장 건강이 나빠진다. 일시적으로 살은 빠지지만 되려 건강이 악화될 수 있다. 장기적으로 보면 동맥경화를 일으키기 쉽고, 심장이나 뇌 질환을 일으킬 위험도 높아진다.

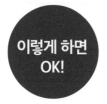

식물성 단백질을 효율적으로 섭취하여
질병의 위험을 낮춘다.

당질은 '지나치게 섭취'하여도, '섭취하지 않아도' 건강을 유지할 수 없다. 칼로리 과다와 요요현상을 방지하기 위해서는 지방이 많은 육류 섭취에 치우치지 않도록 하고, 콩과 같은 식물성 단백질을 착실하게 섭취하는 것이 좋다. 식이섬유를 꼬박꼬박 챙겨 먹으면 장 건강이 나빠지는 것을 막고 동맥경화 등의 발병 위험도 낮출 수 있다.

실패의 깨닳음 당질은 지나치게 섭취해도, 너무 섭취하지 않아도 몸에 해롭다!

삶은 달걀 다이어트

단백질은 매우 중요하지만
➡ 영양 불균형을 초래한다!

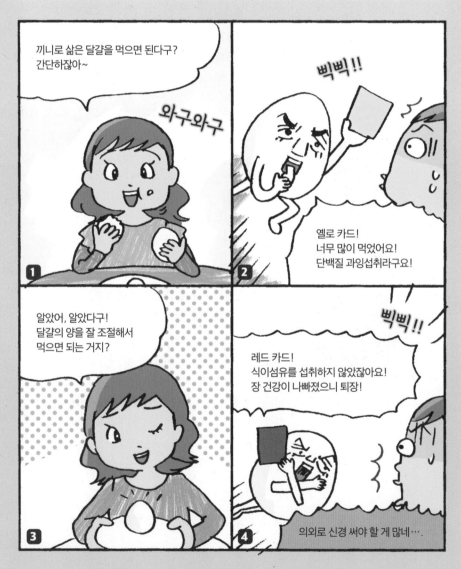

❓ 삶은 달걀 다이어트란

끼니로 삶은 달걀을 먹는 다이어트법. 어느 유명인이 이 방법으로 20kg을 감량했다고 자신의 SNS에 밝히면서 달걀 다이어트 붐이 일었다. 점심이나 저녁 또는 점심과 저녁 두 끼를 삶은 달걀로 대체하는 방법이 일반적이다.

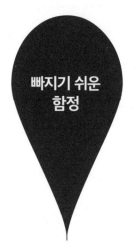

빠지기 쉬운 함정

'완전식품'인 달걀에도 부족한 영양소가 있다!

'삶은 달걀만 먹으면 된다구!' 라며 가볍게 시작하는 것이 바로 실패의 원인이다. 달걀은 완전식품이라 불릴 정도로 영양 면에서 우수하지만 비타민C와 식이섬유는 함유하고 있지 않다. 당질과 지질의 함유량이 적고 포만감이 오래가므로 이상적인 다이어트 식품이지만 지나치게 많이 먹으면 단백질과 콜레스테롤 과다 섭취의 원인이 된다.
단백질은 몸을 만드는 세포의 재료이지만 과잉 섭취하면 신장에 부담을 준다. 알고 보면 의외로 신경써야 할 것이 많고, 아침식사나 간식 대신 달걀을 먹는 것만으로는 그리 큰 다이어트 효과를 볼 수 없다. 결국, '살이 빠지지 않았다'라는 결과로 이어진다.

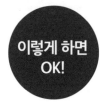

이렇게 하면 OK!

건강하게 살을 빼고 싶다면 식이섬유는 필수!

한끼 식사 대신 달걀을 먹는다면 저녁에 먹는 게 좋다. 비타민C와 식이섬유를 함유한 브로콜리나 시금치 같은 채소와 함께 먹도록 한다. 채소는 삶은 달걀 양의 2~3배는 먹는다는 느낌으로 양을 조절한다. 간식 대신 삶은 달걀을 먹는 다면 질 좋은 기름을 섭취할 수 있는 견과류를 곁들인다. 삶은 달걀 다이어트 중에는 과잉 섭취를 막기 위해 단백질 보충제는 피하도록 한다.

⬭ 실패의 깨달음 ⬭ 식이섬유가 부족하면 장 건강이 나빠져서 몸과 피부까지 늙게 만든다.

우무 다이어트

칼로리는 하나도 없지만

➡ 신진대사가 원활하지 않게 된다!

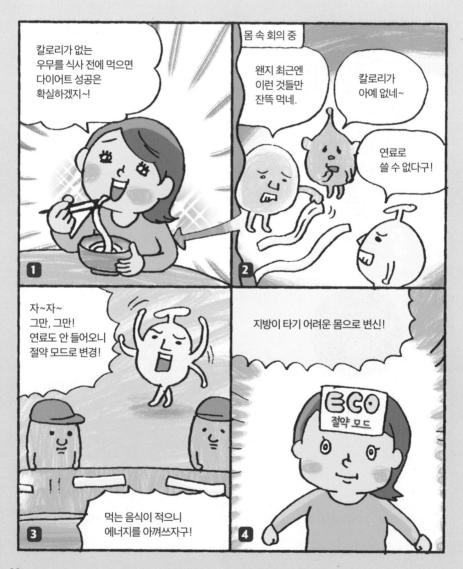

우무 다이어트란

저칼로리이며 수용성 식이섬유와 불용성 식이섬유를 모두 함유한 '우무'를 식사 전에 먹거나 주식 대신 먹는 방법으로 식사량과 칼로리를 줄이는 다이어트 방법이다. 장 건강을 개선하여 다이어트 효과를 유도하는 식이요법으로도 정평이 나 있다.

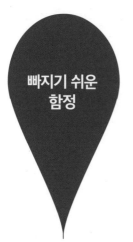

빠지기 쉬운 함정

칼로리가 없으니 만족감도 느낄 수 없다! 지방이 타기 어려운 몸으로 변한다!?

곤약, 한천 등을 이용한 다이어트는 몇 번이나 실패했음에도 불구하고 '칼로리 제로'의 유혹은 이길 수 없다. 이번에야 말로 '우무 다이어트'에 도전하여 살을 쭉쭉 빼야지!' 라고 결심하지만 '칼로리 없는 음식은 만족감도 없음'이라는 말 그대로 식사의 즐거움을 전혀 느낄 수 없다.
게다가 딱딱한 음식을 먹고 싶은 충동을 억누르지 못하여 덧없이 요요현상이 찾아온다. 우무는 식이섬유의 보고로 정장 작용이 뛰어나지만 사람의 소화효소로는 분해할 수 없다. 즉, 에너지를 만들지 못하기 때문에 결국 지방이 타기 어려운 몸으로 변하고 마는 단점이 있다.

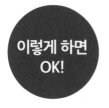

이렇게 하면 OK!

주식 대신 양을 늘려 포만감을 주는 재료로 활용하고, 신진대사를 돕는 영양소를 섭취한다.

식이섬유의 보고인 우무를 식사 전에 어느 정도 배가 찰 때까지 먹어서 주식의 양을 줄인다. 더불어 신진대사를 원활하게 하는 단백질을 비롯한 다른 영양소를 제대로 섭취해야 한다.
무리하지 않는 범위 내에서 당질과 칼로리를 줄이고, 지방연소에 필요한 영양소를 착실히 보충하자.

에너지를 만들어내는 영양소를 섭취하지 않으면 지방이 타기 어려운 몸으로 변한다!

LAZY RULES

☑ 먹으면서 예쁘게 살 빼는 다이어트의 느슨한 규칙 5

이 책에서 제안하는 '먹는 다이어트' 를 시작하기 전에
'굶는 다이어트' 의 실패로부터 배우는 5가지 규칙을 살펴보자!

느슨한 규칙

꾸준히 하는 것이 목표이다!

다이어트는 하루아침에 이루어지지 않는다.
즉, 꾸준히 하지 않으면 의미가 없다. 느슨하게 대충,
즐겁고 편해야 다이어트를 지속할 수 있다.
각자의 성격이 다른 것처럼 체질도 생활환경도
사람마다 제각각이다.
'유행하는 다이어트 방법으로 친구가 살을 뺐으니
나도 해야지!'가 아니라 자신이 계속할 수 있는
섭식법(먹는 방법)을 찾는 것이 중요하다.
'작심삼일'을 반복하면 훌륭한 '지속'이 된다.

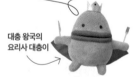

'고독하고 힘든 다이
어트를 조금이라도 즐겁게!'
라는 취지에서 태어났습니다.
이 책에서 [대충이의 대충 요리법]
을 담당하고 있습니다. 초간단
레시피로 여러분의 다이어트를
응원합니다.

대충 왕국의
요리사 대충이

느슨한 규칙

노력하되 무리하지 않는다.

'먹으면서 예쁘게 살을 빼기'위해서는 참는 것도
필요하지만, 너무 참기만 하면 요요현상을 불러와
역효과를 내기 쉽다. 또, 과도한 스트레스는 노화를
촉진해 질병에 걸릴 위험을 높인다.
다이어트는 노력하지 않으면 결과를 얻기 힘들지만
너무 노력만 하는 것도 좋지 않음을 마음에 새겨야 한다.
체중계는 성적표와 같다. 식사제한을 계속 했는데도
눈금이 줄지 않는다면 다이어트 '방법'이 잘못되었을
가능성이 크다.

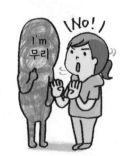

느슨한 규칙 3

정확하게 '알고' 먹는다.

'물만 마셔도 살찐다', '안 먹었는데 몸무게가 늘었다'는 모두 거짓말일까?
나도 모르게 당분이나 지방분을 먹고 있는 것이다. 예를 들어, 고기의 부위를 잘못
골랐거나 식재료의 조리법이 잘못되었을지도 모른다.
식재료의 에너지와 영양에 대해서 정확하게 이해한
후에 '열심히 노력한 나에게 주는 포상이니 맛있게
먹자'는 상황이라면 OK! 적당한 양을 맛있게 먹으면
문제는 없다. '제대로 알고 먹는 것'은 무리하지 않고
다이어트를 계속할 수 있는 키워드 이다.

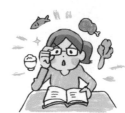

• 이 책에서 각 식재료를 소개할 때 함께 있는 '득이 되는 섭취법, 잘못된 섭취법'을 참조하세요

느슨한 규칙 4

단백질과 식이섬유를 섭취하면 편하다.

주요 영양소 중 하나인 '단백질'과 기능성 성분으로 주목받는 '식이섬유'는 영양의
균형을 유지할 뿐만 아니라 다이어트 중에 공복감을 진정시키는 중요한 역할을 한다.

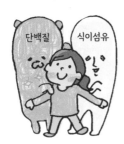

당질 제한 다이어트는 단백질 섭취 위주로 치우치기 쉽다.
동물성 단백질과 식물성 단백질의 균형을 맞추어
섭취하고 고기와 생선은 지방이 적은 부위를 선택하도록
주의를 기울이는 것이 중요하다. 단백질과 식이섬유, 이
두 가지 영양소의 올바른 섭취법을 의식하면 다이어트가
훨씬 편해진다.

느슨한 규칙 5

식재료의 색과 향을 내 것으로!

영양의 균형을 간단하게 확인할 수 있는 방법 중 하나는
색을 이용하는 것이다. '갈색(고기)'과 '흰색(밥)'만 먹고
있지는 않은가? '예쁘게 살을 빼기' 위해서라면 채소와
과일의 색과 향에 함유되어 있는 비타민, 미네랄,
폴리페놀 같은 다양한 영양소가 꼭 필요하다. 이런
성분들은 지방이 타는 것을 돕고, 장 건강을
개선하는 것으로 보고되고 있다.
꼭 적극적으로 활용해 보자!

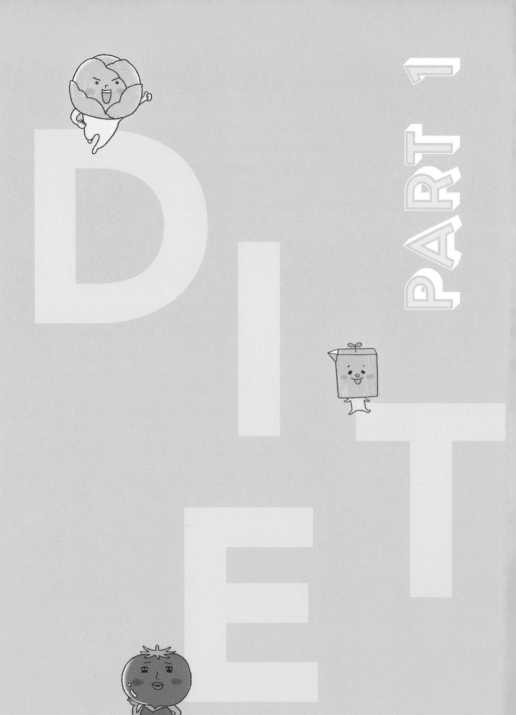

DIET

PART 1

간편 대왕 다이어트 식재료

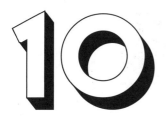

강력하게 추천하고 싶은 간편 다이어트 식재료를 소개한다. '먹으면서 예쁘게 살을 빼기'
위해 꼭 필요하며 영양소가 풍부하고, 1년 내내 구하기 쉬우며 밑손질이 간단한 10가지의
식재료를 골랐다.

'다이어트를 꾸준히 못하겠어', '다이어트가 끝나면 바로 요요현상이 온다'라는 독자라면
이번 파트에 등장하는 식재료 중에서 자신에게 맞는 것을 찾아보길 바란다. 스트레스 없이
'다이어트를 꾸준히' 실천하는 것이야말로 이 책이 추구하는 다이어트 방법 중 가장 중요한
포인트이다.

POINT

☑ **간편 대왕 다이어트 식재료 쉽게 활용하는 법!**

있는 그대로 먹을 수 있으니
번거롭지 않아 편해요!

다이어트를 계속하는 데 있어서 식재료 그대로 호로록 먹을 수 있는 편리함은 아주
중요하다. 밑손질이 필요없는 채소나 포장만 뜯어 바로 먹을 수 있는 제품,
요거트에 시리얼을 타서 먹는 방법처럼 간편한 쪽이 다이어트를 지속하기 쉽게
만든다.

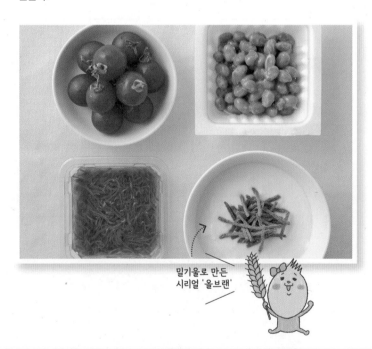

밀기울로 만든
시리얼 '올브랜'

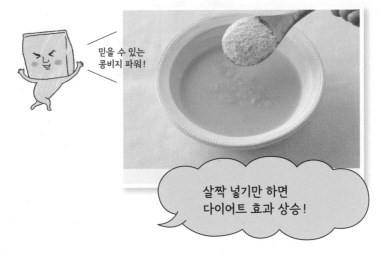

믿을 수 있는
콩비지 파워!

살짝 넣기만 하면
다이어트 효과 상승!

콩비지 파우더처럼 요리에 '살짝 더하기'만 하여 간편하게 영양공급을 할 수 있는 식재료가 인기를 끄는 중이다. 수프나 음료는 물론 그 외에도 다양한 요리에 더하면 건강에 도움이 되는 영양을 간단하게 섭취할 수 있다.

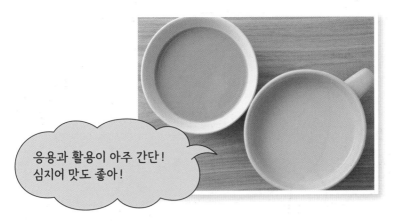

응용과 활용이 아주 간단!
심지어 맛도 좋아!

토마토 주스와 우유를 섞거나, 두유에 멘쯔유(소바간장)를 살짝 더하는 등 응용이 간단하고 물리지 않아 계속 맛있게 먹을 수 있다는 점도 '간편 대왕 다이어트 식재료'로 뽑은 이유이다. 이런 재료들을 활용하면 너무 힘들지 않으며 다이어트를 이어갈 수 있다.

01

CABBAGE
양배추

식사 전에 아삭아삭 먹으면
과식방지에 아~주 효과적!

생 것 100g당	
에너지	23 kcal
식이섬유	1.8g
비타민 C	41 ㎎

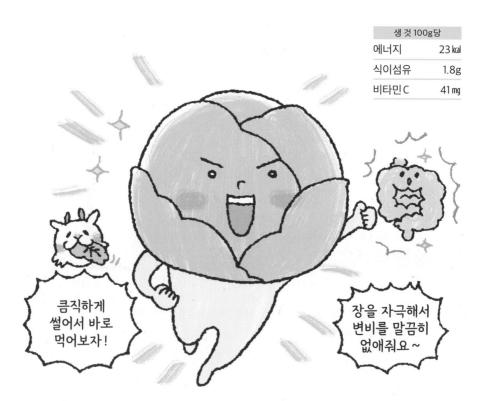

큼직하게
썰어서 바로
먹어보자!

장을 자극해서
변비를 말끔히
없애줘요~

EFFECT

☑ 도움되는 성분과 효능

비타민 U

궤양을 방지하는 비타민.

양배추에서 최초로 발견된 성분이다.
캐비진(cabagin)이라고도 불리는 수용성 비타민으로
위장약의 성분으로 유명하다. 위점막을 보호하고
위궤양과 십이지장궤양의 예방 및 치료에 효과가
있다. 알레르기 증상 완화에도 도움이 된다.

**비타민 C
·
이소티오시안산염**

노화와 질병으로부터 우리 몸을 지키는 항산화력.

두 성분 모두 예쁘게 살을 빼기 위해 꼭 필요한
항산화력을 가졌다. 양배춧잎 2장에는 레몬 약 ⅔개
분의 비타민C가 들어있다. 이소티오시안산염에도
같은 효능이 있어 양배추를 먹는 것만으로도 두 배의
항산화 효과를 발휘한다.

식이섬유

장 운동을 활발하게 하고 체지방의 축적을 막는다.

인간이 가진 소화효소로는 소화할 수 없는 성분이다.
식후 혈당치 상승을 억제하고 몸속에 체지방이
쌓이는 것을 막는다. 양배추에는 불용성 식이섬유도
들어있어 장 건강을 개선하고, 포만감을 유지하는
등의 효과도 기대할 수 있다.

☑ 득이 되는 섭취법 + 잘못된 섭취법

생 양배추를 잘 씹어 먹으면 뇌의 포만중추가 자극을 받는다. 항산화 성분인
이소티오시안산염의 전구물질(前驅物質)인 글루코시놀레이트는 세포가 파괴되면서
더 강한 항산화력을 지닌 이소티오시안산염으로 변화한다. 따라서 양배추를 꼭꼭
씹어 먹는 것이 아주 중요하다. 글루코시놀레이트는 열이나 잘게 써는 것에 약하기
때문에 조리과정에서 30~90% 손실된다는 보고가 있다.
양배추를 큼직하게 썰어 바로 먹거나 즙으로 섭취하고, 가열시간은 3분 이내로 한다.
양배추를 삶으면 비타민U와 비타민C도 유출되므로 볶거나 쪄서 먹고,
국물요리(수프)로 만들어 먹는 것이 좋다. 비타민C는 양배추 심과 겉잎 쪽에 많으므로
버리지 말고 모두 활용하자. 비타민C는 5℃에서 2주간 보관하면 20%가, 20℃에서는
50%가 감소한다. 냉장실에 보관하고 신선할 때 빨리 먹는 것이 좋다.

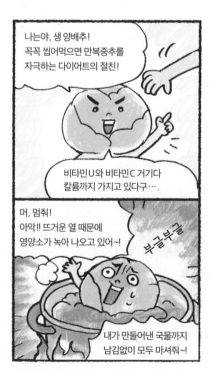

나는야, 생 양배추!
꼭꼭 씹어먹으면 만복중추를
자극하는 다이어트의 절친!

• 만복중추
식욕 또는 갈증이
충족되면 음식물에 대한
욕구를 없어지게 만드는
중추.

비타민U와 비타민C 거기다
칼륨까지 가지고 있다구….

머, 멈춰!
아악!! 뜨거운 열 때문에
영양소가 녹아 나오고 있어~!

부글부글

내가 만들어낸 국물까지
남김없이 모두 마셔줘~!

CAUTION

RECIPE

대충이의 대충 요리법

☑ 마약 양배추

소금 참기름 닭육수맛 가루

• 닭고기, 닭뼈 등을 푹 끓인 육수에 채소 진액을 더해 만든 가루 조미료. 깔끔한 맛에 깊은 풍미가 특징으로 중화요리뿐 아니라 일본요리, 서양요리 등에 폭넓게 사용할 수 있다. 닭육수 큐브는 주로 서양요리에, 닭육수맛 가루는 중국 및 일본요리에 사용한다.

만드는 법(1인분)
큼직하게 찢은 양배추 적당량에 소금, 참기름, 닭육수맛 가루를 약간씩 뿌리고 잘 섞는다. 잔 멸치나 벚꽃새우(사쿠라 에비)를 뿌려도 좋다.

'식전 양배추 먹기 다이어트'는 '질리지 않고 계속 맛있게 먹기'가 성공의 열쇠이다. 소금과 참기름이 맛의 비법으로, 씹으면 씹을수록 양배추의 단맛을 느낄 수 있다. 양배추로 배고픔을 가라앉힌 다음 단백질은 충분히, 당질은 조금만 섭취하자!

FOOD

☑ 잘 어울리는 식재료

양배추에 들어 있는 비타민C는 단백질과 함께 섭취하면 콜라겐을 만드는 데 도움이 된다.

반숙 달걀
소화가 잘 되고, 점막회복에 도움이 되는 단백질까지 보충할 수 있다.

정어리
풍부한 비타민E가 비타민C와 상승효과를 일으켜 항산화력이 더 강해진다.

TOMATO

토마토

익혀서 먹는 것이 훨씬 좋고 주스로도 활용해요. 방울토마토는 더 좋아요.

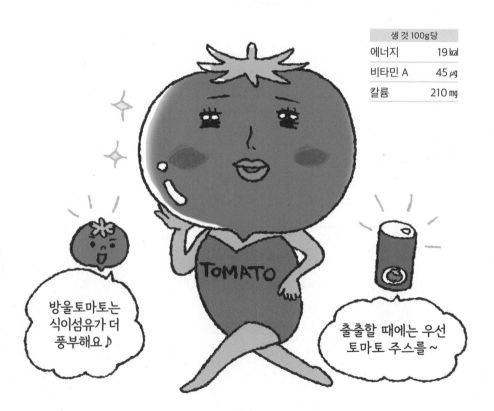

생 것 100g당	
에너지	19 kcal
비타민 A	45 ㎍
칼륨	210 mg

방울토마토는 식이섬유가 더 풍부해요 ♪

TOMATO

출출할 때에는 우선 토마토 주스를~

EFFECT

☑ 도움되는 성분과 효능

리코펜

붉은 색소 성분이 노화를 방지한다.

동식물에 함유되어 있는 붉거나 주황색의 색소성분인 카로티노이드의 한 무리이다. 그중에서도 리코펜은 몸속에서 과하게 발생한 활성산소를 제거하여 질병이나 노화로부터 우리 몸을 지키는 항산화 작용이 매우 강력하다.

GABA (가바)

진정효과가 있는 신경전달물질.

γ-아미노낙산(감마 아미노낙산)을 줄여서 부르는 말이다. 우리 몸속에도 존재하는 아미노산의 한 종류로 신체의 기능을 제어하는 자율신경에 작용하여 뇌의 흥분을 가라앉힌다. 심신을 안정시켜 공복상태일 때 나타나는 짜증을 방지하는 효과도 기대할 수 있다.

구연산

피를 맑게 하고 피부를 아름답게 한다.

토마토에서 나는 신맛의 근원이다. 마그네슘이나 칼슘 같은 미네랄 성분의 흡수를 높여 피로회복에 도움을 준다. 당(糖)을 대사하여 에너지로 바꾸므로 다이어트를 돕는다. 피부미용에도 효과가 있다.

☑ 득이 되는 섭취법 + 잘못된 섭취법

토마토에 들어 있는 리코펜은 세포벽 안에 있기 때문에 열로 익히거나 잘 으깨면 몸에 쉽게 흡수된다. 리코펜은 열에 강하기 때문에 생으로 먹기 보다는 익혀서 먹으면 체내 흡수율이 약 3.8배나 높아진다는 연구 보고가 있다. 기름과 같이 섭취해도 흡수율이 높아진다. 먹는 타이밍이 중요한데 밤보다는 아침, 식후보다는 공복일 때 흡수력이 높아진다.

일반 토마토보다 방울토마토가 식이섬유량은 1.4배, 항산화력은 약 2.5배 높고, 마이크로 토마토의 항산화력은 최고 3.5배나 된다. 어떤 종류를 먹어야 할지 망설여진다면 작은 토마토를 고르는 것이 좋다. 토마토 주스도 꼭 활용하자. 생 토마토보다 리코펜을 더 많이 섭취할 수 있다. 단, 소금이나 설탕을 넣지 않은 제품을 고르는 것이 중요하다. 인위적으로 자극적인 맛을 낸 주스는 되려 식욕을 불러 일으킬 우려가 있다.

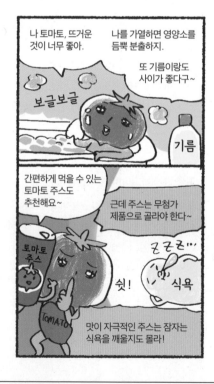

RECIPE

대충이의 대충 요리법

☑ 토마토 우유 수프

우유

토마토 주스   소금   후추

올리브 오일

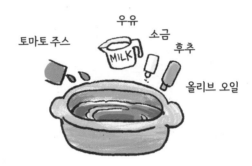

만드는 법(1인분)
토마토 주스와 우유(또는
두유)를 150㎖씩 섞은 후
소금, 후추, 올리브 오일을
약간씩 넣고 잘 섞는다.

모든 재료를 잘 섞기만 하면 되는 간편 냉수프이다!
전자레인지에 넣고 따뜻하게 데워 먹어도 맛있다. 두유를
사용할 경우 너무 뜨겁게 데우면 분리되므로 주의한다.
올리브 오일과 유제품을 섞으면 항산화 작용을 하는
리코펜의 흡수율을 높일 수 있다.

FOOD

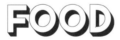

☑ 잘 어울리는 식재료

토마토 속 리코펜은 지질이나 유제품과 함께 섭취하면 흡수율이 높아진다.

올리브 오일
지질 중에서도 특히 올리브
오일이 리코펜의 흡수율을
더 높인다.

우유
우유를 비롯한 유제품은
리코펜의 흡수율을 높여주므로
토마토와 궁합이 좋다.

SOY PULP POWDER
콩비지 파우더

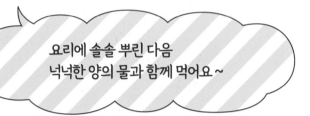

요리에 솔솔 뿌린 다음
넉넉한 양의 물과 함께 먹어요 ~

가루 100g당	
에너지	421 kcal
식이섬유	43.6g
단백질	23.1g

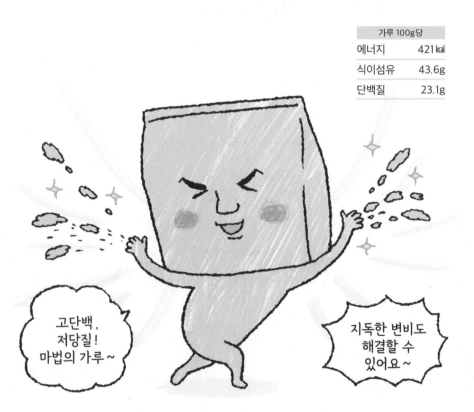

고단백,
저당질!
마법의 가루 ~

지독한 변비도
해결할 수
있어요 ~

EFFECT

☑ 도움되는 성분과 효능

불용성 식이섬유	**물에 녹지 않고 위와 장에서 활동!** 콩비지 파우더에 들어 있는 식이섬유의 대부분은 물에 녹지 않는 불용성 성분이다. 위와 장에서 수분을 흡수하여 팽창하면 포만감이 지속된다. 장의 연동운동을 촉진하여 배변을 원활하게 한다.
대두 단백질	**지질은 적고 질 좋은 단백질은 풍부하다.** 콩의 식물성 단백질은 고기와 생선 못지않게 질이 좋다. 음식물이 위에서 장까지 도달하는 것을 늦추어 포만감을 유지하여 과식을 막는 효과도 있다. 고혈압과 동맥경화 예방 효과에 관한 연구도 한창 진행 중이다.
대두 이소플라본	**여성이 아름답고 건강하도록 응원하는 성분.** 우수한 항산화 작용을 하는 플라보노이드의 한 종류이다. 여성호르몬과 아주 비슷한 효능이 있어 갱년기 증상을 완화하고, 골다공증 예방과 콜레스테롤 수치를 낮추는 효과가 있다. 이외에도 피부를 아름답게 유지하는 등의 미용과 건강에도 도움을 준다.

☑ 득이 되는 섭취법 + 잘못된 섭취법

콩비지 파우더 성분의 절반은 식이섬유, 나머지 반은 대두 단백질이라고 할 수 있다. 대두 이소플라본 등의 항산화 성분도 함유하고 있으므로, 먹으면서 예쁘게 살을 뺄 수 있는 다이어트 파워로 꽉 찬 식재료라고 할 수 있다.

콩비지 파우더에 들어있는 식이섬유의 대부분은 불용성 식이섬유로 위와 장에서 수분을 흡수하면 3~5배로 팽창한다. 하루에 2~3큰술만 식사에 더해 먹으면 평소 부족하기 쉬운 식이섬유를 보충할 수 있는 아주 훌륭한 식품이다.

대두 단백질의 한 종류인 β-콘글리시닌은 음식물이 위에서 장까지 흘러가는 움직임을 완만하게 하여 포만감을 유지시키는 효능도 있다. 그러나 수분이 충분하지 않으면 팽창력을 발휘하지 못하여 효과가 줄어든다. 콩비지 파우더는 넉넉한 양의 수분과 함께 섭취해야 제대로 효과를 발휘할 수 있다.

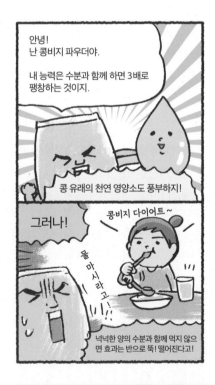

RECIPE

대충이의 대충 요리법

☑ 콩비지 파우더 매시드 포테이토

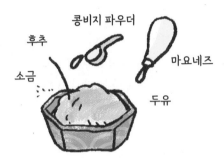

후추

콩비지 파우더

마요네즈

소금

두유

만드는 법(1인분)
콩비지 파우더 2큰술, 두유(또는
우유) 3큰술에 마요네즈
1작은술을 넣고 골고루 섞은 후
소금, 후추로 간을 맞춘다.

고운 콩비지 파우더를 사용하면 매끄러운
식감을 낼 수 있다. 스튜나 차우더 등에 콩비지
파우더를 넣으면 맛이 부드러워지고 뱃속도
든든해진다. 요거트나 수프에 솔솔 뿌리기만
해도 풍미가 훨씬 좋아진다.

FOOD

☑ 잘 어울리는 식재료

콩비지 파우더는 특유의 맛이 없어서 다른 식재료의 맛을 해치지 않아 어떤 식재료와도 잘 어울린다.
특히, 다음의 2가지 재료와는 최고의 궁합을 자랑한다!

요거트
수분이 많은
발효식품이므로 먹기에
좋고 영양가도 높여준다.

두유
더블 콩파워로 예뻐지는 성분이
가득 찬 음료를 만들 수 있다.
두부와도 궁합이 아주 좋다.

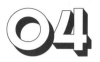

SOY MILK
두유

맛과 향을 첨가한 두유 음료는 절대 금지!
대두 고형분 함유량을 반드시 확인하세요.

무조정 두유 100g당	
에너지	46 ㎉
칼륨	190mg
철분	1.2mg

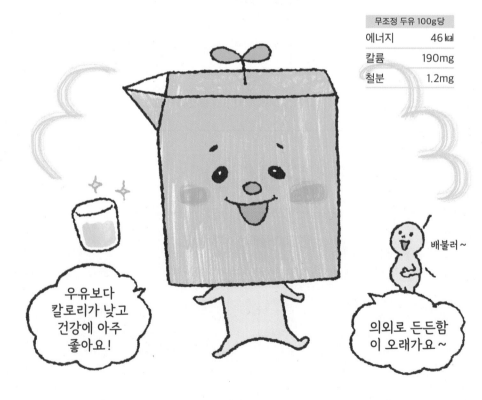

우유보다
칼로리가 낮고
건강에 아주
좋아요!

배불러~

의외로 든든함
이 오래가요~

EFFECT

☑ 도움되는 성분과 효능

대두 단백질	**콩 단백질은 다이어트의 든든한 지원군.** 콩에 들어 있는 식물성 단백질은 수용성이므로 두유에도 그 성분이 남아있다. 장 건강을 개선하는 올리고당을 함유하고 있고 지질이 적으며 칼로리가 낮다. 피를 맑게 하며 혈관의 노화를 막아주는 효능도 있다.
대두 이소플라본	**여성호르몬의 기능을 돕는 중요한 성분.** 콩의 배아에 함유되어 있는 플라보노이드의 한 종류이다. 여성호르몬인 에스트로겐과 비슷한 구조로 되어 있어 골밀도 감소를 방지하는 효능 외에도 다이어트로 흐트러지기 쉬운 호르몬의 균형을 조절하는 데에도 도움을 준다.
대두 사포닌	**지방 축적을 억제하고, 항산화 효과도 있다.** 식물의 쓴맛과 아린 맛을 내는 성분이다. 콩을 포함한 콩류의 식물에 많이 함유되어 있고 물에 녹으면 비누처럼 거품이 나며, 혈액 속에 있는 필요없는 당과 지방의 결합을 막는다. 체지방의 축적과 비만을 예방하고 피의 흐름을 원활하게 하는 효과도 기대할 수 있다.

☑ 득이 되는 섭취법 + 잘못된 섭취법

콩을 불리고 갈아서 으깬 후 물에 담가 푹 끓인 국물을 짜서 거르면 '두유'와
'콩비지'가 만들어진다. 이 두유에 간수를 넣으면 '두부'가 된다. 두유를 만드는
과정에서 식이섬유는 제거되지만 장 건강을 개선하는 올리고당, 신경전달을 돕는
비타민B군, 피부를 아름답게 가꾸는 데 도움을 주는 비타민E, 몸속에 필요 없는
수분의 배출을 촉진하는 칼륨 같은 성분을 섭취할 수 있다. 효과를 더 상승시키기
위해서는 두유에 함유되지 않은 영양소를 함께 섭취하는 것이 중요하다.
공복에는 식이섬유, 피곤할 때에는 비타민C가 풍부한 채소나 과일을 함께 먹으면
좋다. 단, 맛과 향을 첨가한 두유 음료는 설탕이 들어 있어 당질 함량과 열량이 높은
편이므로 좋지 않다. '대두 고형분 8% 이상'이라고 표시되어 있는 무조정(無調整)
두유나 '6% 이상'의 조정두유, 또는 당질이 적게 들어 있는 두유를 선택하자.

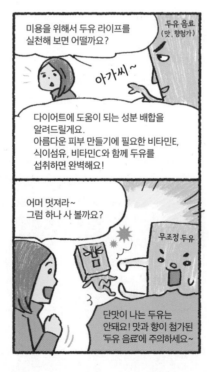

• 무조정 두유는 대두
고형분 8% 이상(대두
단백질 환산
3.8%이상)이며, 조정
두유는 대두 고형분 6%
이상(대두 단백질 환산
3.%이상), 그리고 설탕
등을 넣은 것이 있다.

RECIPE

대충이의 대충 요리법

☑ 두유 수프

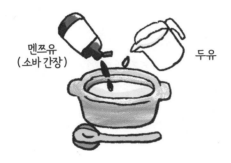

멘쯔유
(소바 간장)

두유

만드는 법(1인분)
두유 1컵에 멘쯔유(3배 농축 제품), 1큰술을 넣고 섞는다. 전자레인지에서 따뜻해질 때까지 1~2분 동안 데운다.

잠 못 이루는 밤에는 따끈한 우유가 제격이지만, 배가 고파서 잠이 오지 않을 때에는 우유보다 건강에 도움이 되는 두유를 권한다. 포만감과 다이어트 효과를 동시에 노린다면 두유를, 칼슘 보충을 원한다면 우유를 선택하듯 목적에 따라 구분하면 좋다.

FOOD

☑ 잘 어울리는 식재료

두유에 함유되어 있지 않은 영양소를 보충해 줄 수 있는 식품과 함께 먹는다.
두유는 그대로 간식으로 먹어도 좋다.

맛밤

두유에 부족한 식이섬유를 보충해준다. 포만감도 더욱 높여 준다.

딸기

두유에 함유되어 있지 않은 비타민C를 섭취할 수 있다. 스무디로 만들어 먹어도 좋다.

05

VINEGAR
식초

> 운동 후에도, 식사 후에도 잊지 말고
> 식초 음료 1잔을 챙겨 마시세요!

곡물식초 100g당	
에너지	25Kcal
당질	2.4g

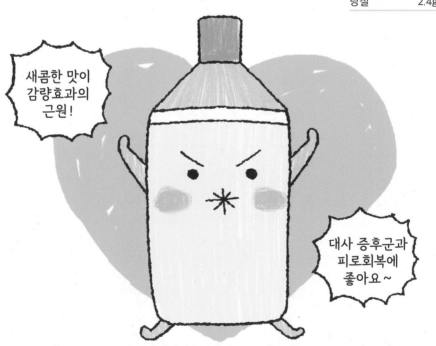

새콤한 맛이
감량효과의
근원!

대사 증후군과
피로회복에
좋아요~

EFFECT

☑ 도움되는 성분과 효능

초산(아세트산)	**지방을 태워 효과적으로 살이 빠진다.** 식초의 주성분으로 새콤한 맛과 코를 톡 쏘는 냄새의 근원이다. 지방연소를 촉진하여 체지방의 축적을 막는 다이어트 효과가 인정되었다. 고혈압과 당뇨병, 골다공증 예방과 개선에도 효과를 발휘한다.
구연산	**지질·당질·피로물질을 에너지로 전환!** 우리 몸에서 초산이 변화하여 만들어진다. 당을 에너지로 바꾸고 장 건강을 개선하는 등의 다이어트 효과는 물론이고, 미네랄의 체내흡수를 돕고 피로물질을 분해하여 몸밖으로 배출하여 기력 충전에 도움이 된다.
아미노산	**흑초와 모로미 식초*에 풍부하게 함유되어 있다.** 인체의 약 20%를 차지하는 단백질은 수백 개 이상의 아미노산으로 구성되어 있다. 아미노산은 생명활동을 관장하는 호르몬과 효소의 원료이기도 하다. 흑초와 모로미 식초에 풍부하며 요리에 깊은 맛을 내고 맛의 포인트가 되기도 한다.

• 모로미 식초는 오키나와의 토속주인 아와모리를 만들 때 증류 과정에서 생기는 술지게미를 짜서 만든다. 구연산과 아미노산이 풍부한 식초로 특유의 톡 쏘는 강한 신맛이 없고 맛이 부드러워 마시기 쉽다.

☑ 득이 되는 섭취법 + 잘못된 섭취법

초산을 함유한 식초는 발효식품이므로 몸에 좋은 효능도 아주 많다. 지질의 연소를 촉진하여 다이어트를 돕는 것 외에도 피로회복과 혈압, 혈당치, 콜레스테롤 수치를 낮추고 뼈를 튼튼하게 만드는 등 폭넓은 건강 효과를 발휘한다. 요리할 때 소금의 사용량을 줄이는 데에도 도움이 되고, 푹 끓이면 감칠맛으로 변하는 등 조미료로써 식초가 가진 매력도 놓칠 수 없다.

하루에 1큰술 이상씩 여러 번 나누어서 섭취하는 것이 적절하다. 물이나 두유, 탄산수에 섞어서 식사 중 또는 식후에 음료처럼 마시면 위산의 분비를 촉진하고 지방 분해에도 도움이 된다. 운동 후에 당질과 함께 섭취하면 피로회복 효과가 있는 것으로도 알려져 있다. 단, 스트레이트로 식초만 마시면 위에 해로우므로 주의가 필요하다. 특히 공복일 때에 식초만 마시는 것은 절대로 안 된다. 위가 약한 사람은 다른 음료와 희석하여 식사와 함께 먹는 것이 좋다.

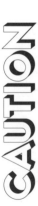

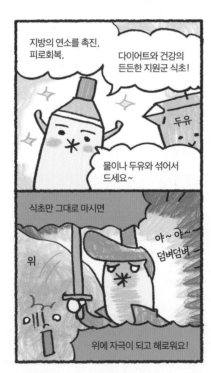

46

RECIPE

대충이의 대충 요리법

☑ 사과식초 스무디

사과식초

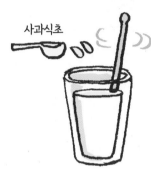

아마자케 (쌀누룩 음료)

- 아마자케의 종류는
  바로 마시는
  타입(스트레이트),
  물에 희석해서
  마시는 농축타입,
  분말타입 등이 있다.

만드는 법(1인분)
사과식초 1큰술을 아마자케(스트레이트 타입) 150ml에 넣고 잘 섞는다. 취향에 따라 두유를 넣으면 맛이 부드러워진다.
- 아마자케 양은 선택하는 타입에 따라 조절한다.

아마자케는 '마시는 링거'라고 불리울 정도로 영양이 풍부한 음료이다. 당분이 들어 있지만 식후 혈당치의 상승을 완만하게 한다.
사과식초를 넣으면 농도가 걸쭉해져서 포만감을 높일 수 있다. 장 속의 유익균을 증가시켜 장 건강을 개선하고 변비도 해소한다.

FOOD

☑ 잘 어울리는 식재료

식초와 식이섬유가 만나면 식후 혈당치 상승을 억제하고 살이 빠지기 쉬운 몸으로 만든다.

해조류
해조류에 풍부한
식이섬유와의 상승효과로
장 건강이 더 좋아진다.

소송채
식초가 초록 잎 채소에
함유되어 있는 칼슘의
흡수를 돕는다.

06
YOGURT
요거트

식이섬유나 올리고당과 함께 먹으면
다이어트 효과가 훨씬 좋아져요!

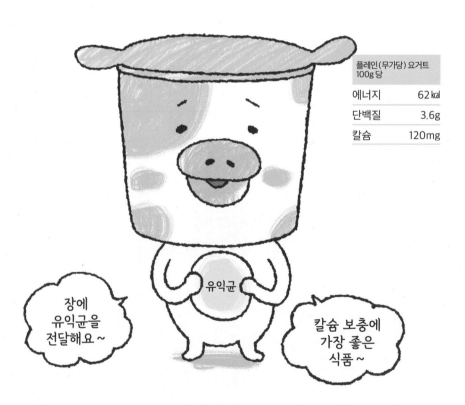

플레인(무가당) 요거트 100g 당	
에너지	62 ㎉
단백질	3.6g
칼슘	120mg

유익균

장에
유익균을
전달해요~

칼슘 보충에
가장 좋은
식품~

EFFECT

☑ 도움되는 성분과 효능

비피더스균 · 유산균	**장에서 활약하는 몸에 유익한 미생물.** 몸에 좋은 효능을 발휘하는 미생물인 '프로바이오틱스'의 대표적인 균이다. 장 속 유익균의 대부분을 차지하는 비피더스균의 효능은 다이어트 할 때 꼭 필요하다. 먹은 것을 확실하게 배설하는 결정적인 역할을 하기 때문이다.
단백질	**소화와 흡수가 쉬운 우유 유래의 천연 단백질.** 우유와 유제품에 함유되어 있는 동물성 단백질은 고기나 생선보다 소화 흡수가 쉽지만, 당질보다는 소화 시간이 길기 때문에 오랫동안 뱃속이 든든한 상태를 유지할 수 있다. 요거트는 간식으로 편히 먹을 수 있고 단백질 공급원으로도 좋다.
칼슘	**장까지 도달하는 흡수율이 좋은 천연 칼슘.** 다이어트 중에 특히 부족하기 쉬운 영양소가 바로 칼슘이다. 포유류의 젖(우유)에 함유되어 있는 칼슘은 발효에 의해 유산과 결합하여 장에서 흡수되기 쉬운 '유산칼슘'이 된다. 이렇게 흡수된 칼슘의 약 99%는 뼈와 치아의 형성에 사용된다.

☑ 득이 되는 섭취법 + 잘못된 섭취법

요거트는 발효유의 한 종류이다. 장에서 활동하는 유익균인 비피더스균, 유산균 등의 프로바이오틱스는 다이어트의 큰 장애물인 변비 해소를 비롯하여 내장지방과 혈중 콜레스테롤 감소, 면역력 증가 등 많은 건강효과가 보고되고 있다. 장의 활동을 최대한 좋게 하기 위해서는 식이섬유와 올리고당 등 난소화성 성분인 프리바이오틱스(프로바이오틱스의 활동을 돕는 식품 성분)를 함께 섭취하는 것이 중요하다.

식사를 하기 전에 무당(無糖) 요거트를 먹는 '요거트 먼저(first)'를 실천하면 '베지터블 먼저(채소부터 먹는 식사법)'와 동일하거나 그보다 더 좋은 다이어트 효과를 기대할 수 있는 것으로 밝혀졌다. 끈적끈적한 질감의, 당을 첨가하지 않은 요거트가 좋다. 당분이 많이 들어 있는 요거트는 피하는 것이 맞다.

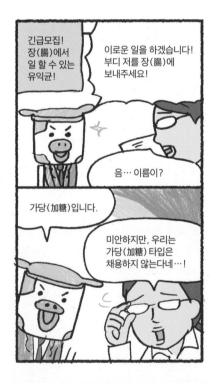

RECIPE

대충이의 대충 요리법

☑ 아몬드 코코아 요거트

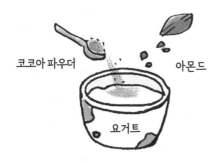

코코아 파우더   아몬드

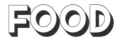

요거트

만드는 법(1인분)
무당 요거트 100~200g에 코코아
파우더 1~2작은술을 넣고 잘 섞는다.
다진 아몬드를 적당량 올린다. 취향에
따라 꿀을 뿌려도 좋다.

다이어트로 인해 뼈까지 말라버리면 큰일! 칼슘이
풍부한 요거트로 뼈 건강을 챙기자! 칼슘이
효과적으로 몸에 흡수가 되려면 마그네슘과 함께
먹는 것이 가장 좋다. 아몬드와 코코아에는
마그네슘이 풍부하다!

FOOD

☑ 잘 어울리는 식재료

콩 가공식품, 바나나 등 식이섬유와 올리고당이 함유되어 있는 식품을 더하면 풍미도 좋아진다.

콩비지 파우더
식이섬유와 함께 대두
단백질과 이소플라본도
섭취할 수 있다.

바나나
식이섬유를 비롯하여
올리고당, 칼륨과 같은
미네랄도 풍부하다.

MEKABU
미역귀

꿀꺽~ 삼켜버리면 절대로 안돼요!
꼭꼭 잘 씹어서 먹어야 합니다.

생 것 100g당	
에너지	11 kcal
식이섬유	3.4g
칼슘	77mg

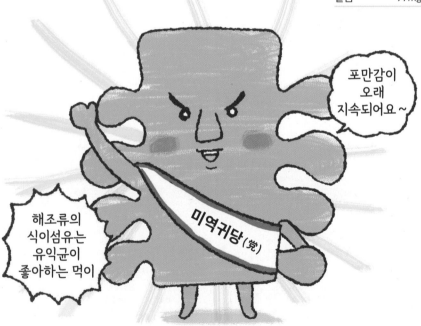

포만감이
오래
지속되어요~

해조류의
식이섬유는
유익균이
좋아하는 먹이

미역귀당(党)

EFFECT

☑ 도움되는 성분과 효능

후코이단

면역력을 높여주는 해조류 특유의 식이섬유.

해조류 특유의 미끈미끈한 성분으로 수용성 식이섬유의 한 종류이다. 면역력을 높여주는 효능으로 유명하다. 우리가 섭취한 당의 흡수를 지연시켜 식후 혈당치 상승을 막고 포만감을 유지하여 다이어트를 돕는다.

알긴산

미끈미끈한 성분이 필요없는 물질을 배출한다.

후코이단과 같이 해조류 특유의 물에 녹는 식이섬유 중 하나이다. 우리 몸속에서 물을 머금어 팽창하는 성질이 있어 포만감을 유지한다. 또 장 속에 있는 필요없는 물질을 흡착하여 배설을 촉진하는 디톡스 효과도 기대할 수 있다.

푸코산틴

늙지 않고 살찌지 않는 몸을 만드는 주요한 성분.

갈조류(갈색의 해조)에만 함유되어 있는 카로티노이드의 한 종류이다. 강력한 항산화 작용으로 노화방지(안티에이징)와 비만 억제 효과가 있는 것으로 밝혀졌다. 당 대사를 촉진하여 혈당치를 낮추므로 당뇨병 예방에도 활약한다.

☑ 득이 되는 섭취법 + 잘못된 섭취법

미역귀는 미역의 뿌리 부분을 말한다. 주성분인 수용성 식이섬유는 미역보다
점성이 강하여 혈당치의 상승을 막는 효과가 강력하다. 또한, 장 속 세균의 먹이가
되어 유익균을 증가시켜 장 건강을 개선하고 심한 변비 해소에도 효과적이다. '바다
채소(Sea vegetable)'라는 별명에 걸맞게 수용성 식이섬유를 비롯하여 칼슘,
마그네슘 같은 미네랄도 함유하고 있으며 당질은 없다.
살찌지 않게 먹는 방법은 역시 '미역귀 먼저(first)'로 식사의 제일 처음에 미역귀를
먹는 것이다. 밥이나 면과 같은 당질과 함께 먹을 때에는 천천히 꼭꼭 씹어서
삼킨다. 씹지 않고 꿀꺽~ 삼켜버리는 것은 조금 아쉬운 섭취법이다. 한 번에 많이
먹는 것보다 당질이 많은 식사를 하기 전에 꾸준히 먹는 것이 효과적이다.

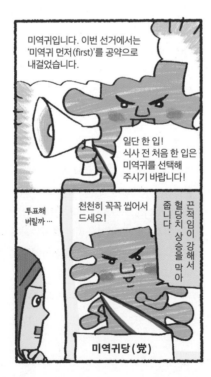

RECIPE

대충이의 대충 요리법

☑ 미역귀 새우 초무침

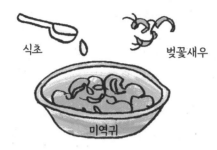

식초

벚꽃새우

미역귀

만드는 법(1인분)
양념 미역귀(시판 제품) 1팩에 식초를
약간 넣고 섞은 후 벚꽃새우를 올린다.
취향에 따라 생강을 더하거나 새우 대신
마른 잔멸치를 올려도 좋다.

식초의 초산도 레몬의 비타민C와 같은 효과를
기대할 수 있다. 수용성 식이섬유가 혈당치
상승을 완만하게 하고, 덤으로 체지방 축적을
막는 효과도 높인다. 과식한 다음날 먹는
조절식으로도 매우 바람직한 일품 요리이다.

FOOD

☑ 잘 어울리는 식재료

신맛이 미역귀가 가진 영양의 흡수를 높일 뿐만 아니라 맛도 잘 어울린다.

레몬
레몬에 함유되어 있는
구연산이 미역귀의 미네랄
흡수를 높여준다.

식초
미역귀에 함유되어 있는
알긴산의 효능과 함께
혈당치의 상승을 억제한다.

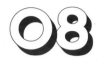

SPROUTED
BROWN RICE

발아 현미

깨끗이 씻은 쌀은 재빨리 조리해요!
영양소 손실이 없도록 그대로 밥을 지어요!

100g당	
에너지	365 kcal
비타민 E	1.2mg
비타민 B1	0.35mg

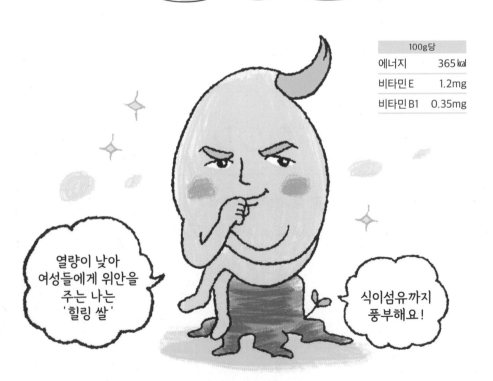

열량이 낮아
여성들에게 위안을
주는 나는
'힐링 쌀'

식이섬유까지
풍부해요!

EFFECT

☑ 도움되는 성분과 효능

비타민 E

활성산소와 싸우는 항노화 비타민.

'젊음을 되찾는 비타민'으로 알려진 지용성 비타민의
한 종류이다. 강력한 항산화 작용으로 노화와 질병의
원인이 되는 활성산소를 물리친다. 지질의 산화를
막는 효능은 동맥경화 예방뿐 아니라 노화방지에도
도움이 된다.

GABA(가바)

스트레스를 줄여주는 힐링 아미노산.

γ-아미노낙산(감마 아미노낙산)의 줄임말이다. 뇌의
흥분을 가라앉히고 스트레스를 줄이는 효능 외에도
지방 분해에 관여하는 '성장호르몬'의 분비를
촉진하는 것으로도 주목받고 있다. 백미와 현미보다
발아현미에 많이 함유되어 있다.

비타민 B1

당질로 에너지를 만들어낸다.

비타민B군에 함유되어 있는 수용성 비타민이다.
고기와 생선, 콩, 잡곡 등에도 들어있고 당질의
대사에도 관여한다. 비타민B1이 부족하면 에너지를
충분히 만들어내지 못하여 당을 에너지원으로
활용하는 뇌의 기능에 영향을 미친다.

☑ 득이 되는 섭취법 + 잘못된 섭취법

현미의 배아(성장하여 잎과 뿌리가 되는 부분)에서 싹이 살짝 튼 상태이다. 싹을
틔울 때 현미 속에 잠들어 있던 효소가 활성화하여, 싹이 필요로 하는 영양소를
늘려가기 때문에 보통의 현미가 가진 것 이상으로 영양가가 생긴다. 또한 현미보다
소화 흡수가 잘 되고 맛도 더 좋다. 백미보다 비타민B1은 4배 이상, 식이섬유는 약
6배나 많아서 다이어트에 적합한 식품이라고 할 수 있다.
발아현미에는 뇌의 활동을 도와 심신을 안정시키는 GABA가 현미와 백미보다 많이
함유되어 있다. 따라서 발아현미를 주식으로 하면 식사할 때마다 GABA를
효과적으로 보충할 수 있다. 수용성인 GABA와 비타민B군의 손실을 막기 위해서
쌀을 씻을 때에는 가볍게 헹구는 정도로 끝낸다. 현미보다 식감은 부드럽지만 항상
꼭꼭 씹어서 먹는 습관을 들이는 게 좋다.

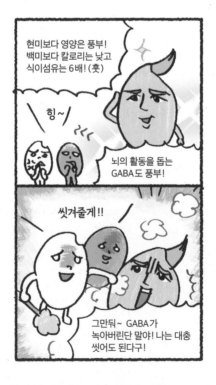

RECIPE

대충이의 대충 요리법

☑ 발아현미 참치 김치 덮밥

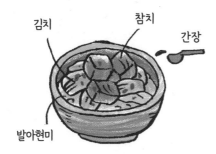

김치
참치
간장
발아현미

만드는 법(1인분)

발아현미로 지은 밥 150g을 그릇에 담고, 김치, 깍뚝썰기한 참치를 적당량씩 올린다. 취향에 따라 구운 김, 참기름, 시소(차조기잎) 등의 고명을 올리고 간장 1~2작은술을 뿌려 섞어 먹는다.

발아현미로 밥을 지을 때에는 현미 200g에 물 2L를 부어 36~48시간 동안 불려야 한다. 물 온도가 높으면 GABA가 손실되기 쉬우니 20℃ 정도가 적당하다. 현미를 잘 먹지 못하는 사람은 찰보리를 추천한다. 수용성 식이섬유가 풍부하여 혈당치 상승을 억제하는 효과가 있다.

FOOD

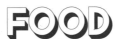

☑ 잘 어울리는 식재료

연어와 마늘 모두 우리 몸속에서 GABA의 합성을 돕는 비타민B6가 풍부하게 함유되어 있다.

연어

선명한 붉은색 색소인 이스타코산틴(이스타잔틴)은 당질의 대사를 돕는다.

마늘

독특한 향 성분이 비타민B1의 흡수율을 높여 지방연소에 도움을 준다.

WHEAT BRAN
밀기울

포만감을 주고 싶을 때 대체 재료로 사용해요.
양은 늘어나도 열량은 거의 늘지 않아요!

100g당	
에너지	426 kcal
식이섬유	14.3g
아연	15.9mg

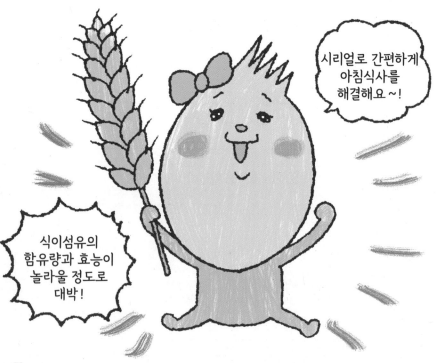

시리얼로 간편하게
아침식사를
해결해요 ~!

식이섬유의
함유량과 효능이
놀라울 정도로
대박!

EFFECT

☑ 도움되는 성분과 효능

아라비노자일란

유익균을 늘리는 수퍼 식이섬유.

밀기울의 약 30%를 차지하는 주성분으로 수용성 식이섬유이다. 장에서 녹기 시작하여 유익균의 먹이가 되는 것으로 추정된다. 장 건강의 개선 외에도 혈당치 상승을 느리게 하는 효과도 기대할 수 있다.

셀룰로오스

물을 흡수하여 팽창한 후 산뜻하게 장 청소!

채소, 과일, 수목(樹木) 등에 함유되어 있는 천연의 불용성 식이섬유이다. 장 속에서 수분을 대량 흡수하여 변의 부피를 늘리고, 부드럽게 만들어 배설을 촉진한다. 배변 작용을 원활하게 하는 것 외에도 대장암 예방 효과로도 주목받고 있다.

아연

평소 부족하기 쉬운 건강 장수 미네랄.

아연은 으뜸가는 장수 비결 영양소로 그 중요성을 재평가 받고 있는 있는 필수 미네랄이다. 낡은 세포(단백질)의 재생을 촉진하고, 뼈의 형성과 활성산소 제거 등에 효능을 발휘하는 효소로써의 기능도 담당한다.

☑ 득이 되는 섭취법 + 잘못된 섭취법

밀기울은 밀의 딱딱한 외피(겉껍질)를 말한다. 분말 제품도 있고 '올브랜'이라는
이름의 시리얼 제품도 있다. 밀기울의 식이섬유 함유량은 곡물 중에 단연 1등급이다.
불용성 식이섬유뿐만 아니라 수용성 식이섬유인 아라비노자일란도 함유하고 있다.
두 가지 식이섬유의 상승효과로 장 운동을 활발하게 하여 다이어트에 도움이 된다.
비타민과 미네랄도 풍부하다.
고기를 즐겨 먹어 동물성 지방과 콜레스테롤 과다 섭취가 걱정이라면 고기 요리를
먹을 때 식이섬유가 풍부한 밀기울을 더해본다. 고기의 양은 조금 줄어도 요리 자체의
부피는 늘어나 포만감을 느낄 수 있으며 건강에도 도움이 된다. 밀기울은 많은 양의
수분과 함께 섭취하는 것이 중요한 포인트이다. 요거트에 섞어 먹으면 촉촉한
식감으로 변해 먹기에 좋다. 요거트는 당이 첨가되지 않은 제품으로 선택하고,
단맛을 더하고 싶다면 올리고당이 함유된 쌀누룩 음료(아마자케)를 추천한다.

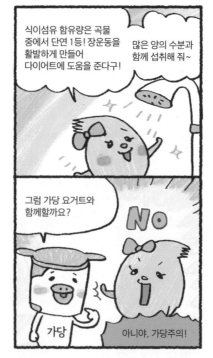

RECIPE

☑ 참치 올브랜 샌드위치

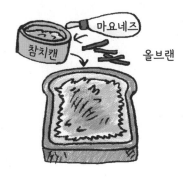

마요네즈

참치캔

올브랜

만드는 법(1인분)
통조림 참치(물로 익힌 것) 작은 것 1캔과 올브랜(길쭉한 모양의 시리얼 제품), 1줌, 마요네즈 1작은술을 잘 섞는다. 식빵에 토마토 케첩을 적당량 바르고 그 위에 참치를 올린 후 오븐 토스터에서 3~4분 동안 노릇하게 굽는다. 취향에 따라 후추를 뿌리거나 다진 양파를 섞어도 맛있다.

FOOD

☑ 잘 어울리는 식재료

발효식품이나 밀기울에 함유되어 있지 않은 비타민C를 보충하여 영양의 균형을 맞춘다!

요거트	키위
발효의 힘과 함께 상승효과를 발휘하여 정장 작용을 한층 더 강화한다.	비타민C, 칼륨 등이 풍부하다. 키위의 영양은 과일 중에서 1등급!

10
NATTO
낫토

낫토 먼저 (first) 를 실천하면
적게 먹어도 든든해서 만족할 수 있어요♪

탈지 가공하지 않은 콩으로 만든 낫토 100g당	
에너지	200 ㎉
비타민K	600 ㎍
비타민B2	0.56mg

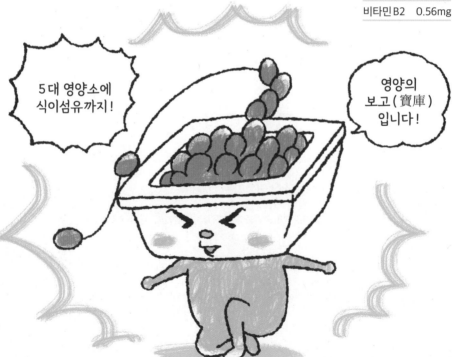

5대 영양소에
식이섬유까지!

영양의
보고 (寶庫)
입니다!

EFFECT

☑ 도움되는 성분과 효능

대두 단백질

질 좋은 단백질이 비만을 개선한다.

콩의 약 30%는 식물성 단백질이다. 고기와 생선에 들어 있는 동물성 단백질 못지않게 질 좋은 단백질이 함유되어 있고, 우리 몸속에서 소화와 흡수가 아주 잘 된다. 혈중 콜레스테롤을 감소시키며, 비만 개선 같은 효과도 인정되었다.

나토키나제

독자적인 효소로 피를 맑게 한다.

낫토를 만드는 종균인 낫토균이 콩을 발효시키는 과정에서 만들어내는 독자적인 단백질 분해효소이다. 낫토 특유의 끈적끈적한 부분에 함유되어 있다. 피가 굳어져 생긴 조그마한 핏덩이인 혈전을 녹여 피를 맑게 하는 효능으로 유명하다.

비타민K

뼈에 좋은 영양소를 효과적으로 보충하자.

여러 식품 중에서도 특히 낫토에 많이 함유되어 있다. 장 속 세균도 비타민K를 만들어 낼 수 있지만 장이 약하면 부족하기 쉬워지는 영양소이다. 혈액 응고에 필요한 성분이면서, 뼈를 튼튼하게 하는 데 도움을 주는 효능으로 주목받고 있다.

☑ 득이 되는 섭취법 + 잘못된 섭취법

세계적인 수퍼 푸드인 낫토! 낫토를 자주 먹는 사람은 뇌졸중과 심근경색의 위험이
약 2배나 낮아지는 것으로 알려져 있다. 식이섬유가 풍부하여 포만감을 얻기 쉬운
데다가, 대두 단백질 덕분으로 오랫동안 뱃속이 든든한 점도 자랑할 만하다. 공복에
먹으면 무리하지 않고 식사량을 줄일 수 있다. 또한 지방과 당질을 에너지로 바꾸기
위해 필요한 비타민B1·B2, 아연도 풍부하다.
낫토에 들어 있는 나토키나제는 피의 흐름을 좋게 하며 대사가 원활한 몸을 만드는
데 도움을 준다. 효소인 나토키나제는 열에 약하기 때문에 가열하지 않고 먹는 것이
올바른 방법이다. 또한, 탈지 가공하지 않은 일반 콩으로 만든 낫토보다 히키와리
낫토*는 비타민K가 약 1.6배 많고, 지방과 당의 대사에 필요한 판토텐산도 약
1.2배나 많이 함유되어 있다.

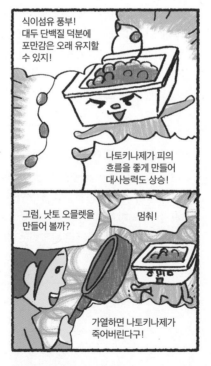

식이섬유 풍부!
대두 단백질 덕분에
포만감은 오래 유지할
수 있지!

나토키나제가 피의
흐름을 좋게 만들어
대사능력도 상승!

그럼, 낫토 오믈렛을
만들어 볼까?

멈춰!

가열하면 나토키나제가
죽어버린다구!

CAUTION

· **히키와리 낫토(ひきわり納豆)**
건조한 콩을 맷돌 같은
도구로 잘게 갈아 껍질을
제거하고 발효한 낫토.
낫토균이 부착되는 면적이
넓어져 일반 낫토보다
비타민K의 함량이 높다.

RECIPE

대충이의 대충 요리법

☑ 낫토 샐러드

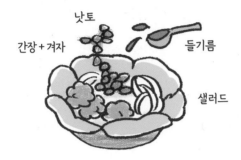

낫토

간장 + 겨자

들기름

샐러드

만드는 법(1인분)
낫토 1팩에 첨부되어 있는 간장과 겨자를
넣고 섞은 후 양상추, 브로콜리, 적양파 등
좋아하는 채소에 드레싱 대신 올려 먹는다.
취향에 따라 들기름 또는 아마씨 오일
1작은술을 뿌린다.

낫토에 함유되어 있지 않은 비타민C가 풍부한
채소나 과일을 꼼꼼하게 챙겨 먹는다. 드레싱
대신에 낫토를 올리면 건강 일품요리가 완성된다!
발효식품과도 궁합이 아주 좋으므로 낫토에 식초를
뿌려 담백하게 먹을 수 있는 '식초 낫토'도
추천한다.

FOOD

☑ 잘 어울리는 식재료

낫토만으로 부족하기 쉬운 오메가3지방산을 함유한 등푸른 생선이나 질 좋은 기름을 보충하자.

등푸른 생선
낫토의 비타민K와 함께
뼈를 튼튼하게 만드는
비타민D가 풍부하다.

들기름·아마씨 오일
몸에 좋은 기름을 낫토 간장(낫토에 첨부되어
있는 간장)에 넣으면 지질의 균형을 맞출 수
있다. 아마씨 오일도 효과적이다.

재료의 영양이 그대로!
다이어트에 활기를 주는 천연 가루 8

멸치, 가다랑어포, 콩 등 수퍼푸드를 말려서 분쇄한 '건강 가루'는 식이섬유를 비롯한
많은 영양소로 꽉 채워져 있다. 마른 재료이므로 장기 보존이 가능하고 매일 하는
식사에 뿌리는 것만으로도 맛과 영양을 높일 수 있다. 살짝 더하기만 하는,'날씬 건강
가루 생활'이 편하게 다이어트를 지속할 수 있게 도와준다.

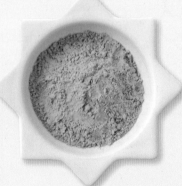

**말차
(가루 녹차)**

피부를 아름답게 만들고
노화방지(안티에이징) 효과의 원천이 되는
차카테킨이 녹차(추출액)의 2배! 찻잎을
그대로 먹는 셈이므로 비타민도 놓치지
않고 섭취할 수 있다. 요거트에 살짝 더하여
디저트로 즐겨보자!

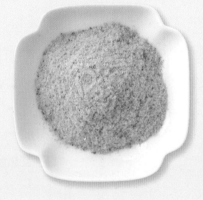

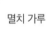

멸치 가루

작은 생선(멸치)을 뼈째 가루로 만들었다.
칼슘, 철분, 아연, 비타민B12 등을 함유하여
다이어트와 건강 유지에 안성맞춤! 여러
재료와 섞어 나만의 맛 가루로 만들면
무한대로 활용 가능하다!

쌀겨 가루

동물성 지방이 먹고 싶어지는 욕구를
제어하는 성분인 γ-오리자놀(감마
오리자놀), 지질 대사를 촉진하는
비타민B군, 노화방지(안티에이징)에
효과적인 비타민E 같은 영양소가 풍부하다.

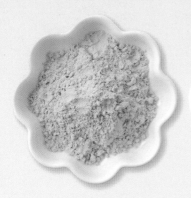

다시마 가루

해조류 특유의 수용성 식이섬유인 알긴산과 체지방의 연소를 돕는 색소 성분이 다이어트를 촉진한다. 재료의 맛을 그대로 살리고 싶은 요리에 살짝 더하면 감칠맛이 더 풍부해진다.

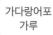

가다랑어포 가루

가다랑어포의 감칠맛 성분 외에도 필수 아미노산인 히스티딘이 식욕을 억제하고, 체내 흡수가 잘 되는 헴철이 빈혈을 예방한다. 요리의 맛도 업그레이드 해주는 편리한 식재료이다.

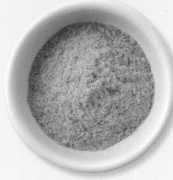

한천 가루

우뭇가사리라는 해조를 끓여 동결, 건조시킨 것이다. 식이섬유 함유량이 식품 중에서도 아주 높은 편에 속한다. 특유의 맛과 향이 없으므로 다양한 요리에 첨가할 수 있다.

콩가루

볶아서 껍질을 제거한 콩이 원료이다. 콩비지 파우더보다 식이섬유량은 조금 적지만 식물성 단백질은 더 많이 함유하고 있다. 천연 콩 유래 식이섬유도 보충할 수 있다.

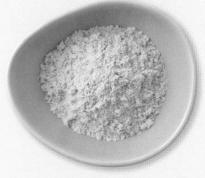

생강 가루

한방에서는 강(姜)또는 강(薑)이라고 부르며 말린 생강은 한약재로도 널리 쓰일 정도로 약효가 뛰어나다. 몸의 중심부를 따뜻하게 하는 효능이 있고, 피의 흐름을 좋게 하며 냉증 해소에도 도움이 된다.

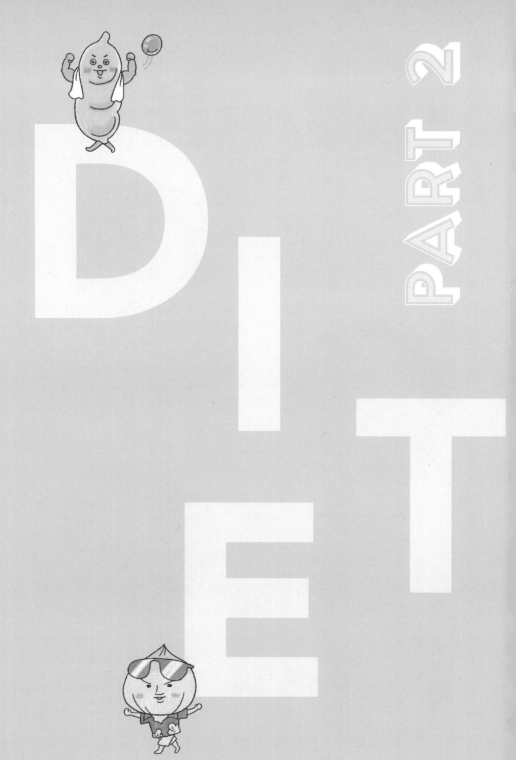

DIET

PART 2

놀라운 감량효과를 지닌 채소

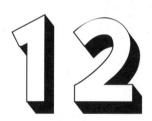

수많은 채소 중에서 '숨은 감량 효과'를 지닌 것들로 엄격하게 골랐다. '다이어트 중에 채소는 가리지 말고 모두 먹자'가 아닌, 필요한 영양을 더 효과적으로 섭취할 수 있는 채소를 골라먹으면 다이어트 결과도 그만큼 달라진다.

면역력을 상승시키는 비타민C, 몸이 붓는 것을 방지하는 칼륨, 빈혈을 예방하는 철분 등 다이어트 중에 부족하기 쉬운 영양소는 예쁘게 살을 빼기 위해서라면 꼭 필요한 요소이다. 이 책에서 식재료마다 소개하고 있는 '득이 되는 섭취법'을 잘 기억하면, 낭비 없이 효율적으로 영양을 섭취할 수 있다.

POINT

☑ 다이어트 효과를 높이는 현명한 채소 조리법

> 잎채소는 전자레인지로
> 간편하게 밑준비.

시금치나 소송채 같은 잎채소, 팽이버섯 같은 버섯류는 전자레인지로 가열하는
것이 훨씬 간편하다. 시간이 절약되고, 열에 약한 영양소와 수용성 영양소까지
빠짐없이 섭취할 수 있기 때문이다.

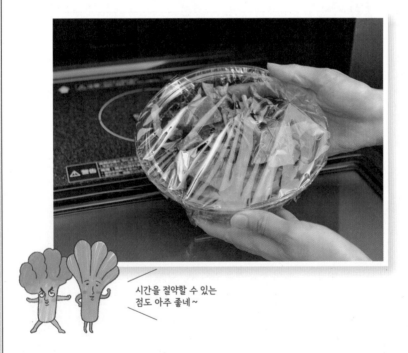

시간을 절약할 수 있는
점도 아주 좋네~

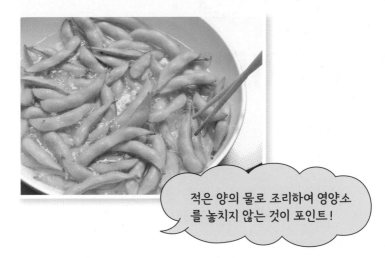

적은 양의 물로 조리하여 영양소를 놓치지 않는 것이 포인트!

냄비에 물을 가득 넣고 채소를 삶거나 데치면, 채소가 가진 소중한 영양이 조리 중에 빠져나가는 경우가 있다. 풋콩과 브로콜리 등은 적은 양의 물로 찌듯이 익혀야 영양소의 유출을 막을 수 있다.

소금은 유능한 일꾼이네~

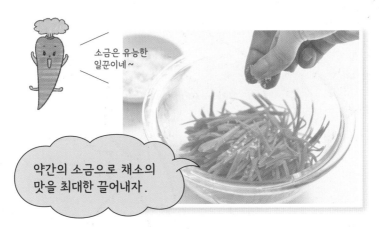

약간의 소금으로 채소의 맛을 최대한 끌어내자.

채소를 데칠 때 끓는 물에 '소금'을 약간 넣으면 채소의 색이 선명해진다. 또한, 익힌 채소에 소금을 한 자밤 뿌리면 단맛을 끌어낸다. 이때 사용하는 소금은 미네랄이 풍부한 천연소금을 고르는 것이 좋다. 소금을 너무 많이 섭취하면 다이어트 역효과를 낼 수 있으므로 먹는 양에 주의한다.

01
UNRIPE BEANS
풋콩

식사 전에 충분한 양의 물과
함께 먹으면 좋아요!

생 것, 100g당	
에너지	23 kcal
식이섬유	5.0g
비타민 B1	0.31mg

콩에는 없는
비타민C 도
함유하고 있어요 ~

술안주로도 좋고
간식으로도
좋아요 ~

EFFECT

☑ 도움되는 성분과 효능

비타민 B1

당을 에너지로 바꾸어 뇌를 활성화한다.

채소 중에서도 특히 비타민B1이 풍부하다. 부족하면
당질을 에너지원으로 쓰는 뇌의 활동이 쇠약해져
짜증이 나거나, 집중력과 기억력이 저하되기도 한다.
다이어트 중에 기분이 가라앉고 우울해지는 것을
방지하기 위한 아주 중요한 영양소이다.

식이섬유

정상급의 함유량을 자랑한다.

풋콩의 식이섬유 대부분은 물을 흡수하여 팽창하는
불용성이라 장을 자극하여 배변을 원활하게 한다. 수용성
식이섬유도 함유하고 있어 혈당치의 상승을 억제한다.
두 가지 식이섬유가 다이어트에 유용하게 작용한다.

오르니틴

간을 건강하게 만들고 지방의 연소를 돕는다.

간 기능을 향상시킨다고 알려진 아미노산의 한
종류이다. 특히 풋콩의 한 종류인 차콩(茶豆)에 많이
함유되어 있는데 그 양은 재첩의 함유량 이상이다!
지방 연소를 촉진하고 신진대사를 원활하게 하며
다이어트와 아름다운 피부를 만드는 데 도움이 된다.

· **풋콩과 차콩**
풋콩은 콩(대두)이 완전히 익기 전에 수확한 것. 차콩도 풋콩의 한 종류로 콩 색깔이 옅은 갈색을 띤 녹색인
것에서 이름이 유래함(일본어로 茶色가 갈색. 일반적인 풋콩은 옅은 노란색이 도는 선명한 녹색).
우리나라에서는 따로 부르는 이름이 없는 듯하여 한자 그대로 차콩이라고 읽어서 썼다.

☑ 득이 되는 섭취법 + 잘못된 섭취법

풋콩은 완전히 익기 전의 미성숙한 상태로 수확한 것으로 콩에는 거의 없는 비타민C와 β-카로틴을 함유한 영양이 풍부한 채소이다. 비타민B1은 콩보다 많고, 비타민B1의 왕이라고 불리는 마늘보다도 약 1.6배나 많이 함유하고 있다. 다이어트 중에 필요한 식물성 단백질과 식이섬유, 부족하기 쉬운 철분도 다량 함유하고 있다. 게다가 철분은 풍부하기로 유명한 시금치보다 약 1.4배나 많이 들었다.

식감이 좋고 주식 대신 먹기에도 좋아 밥 대신 풋콩만 먹거나 밥의 양을 조금 줄이고 그 양만큼 풋콩을 먹으면 배도 부르고 영양까지 챙길 수 있다. 식사 전에 물과 함께 먹으면 식이섬유의 활동으로 뱃속도 편안해진다. 단, 많은 양의 물에 데치면 비타민C와 같은 수용성 영양소와 좋은 맛이 모두 빠져나가기 때문에 적은 양의 물에서 찌듯이 익히는 것이 가장 좋다.

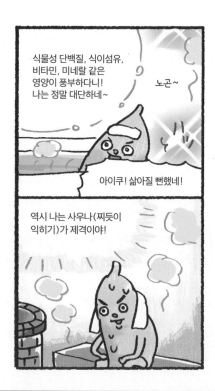

CAUTION

76

RECIPE

대충이의 대충 요리법

☑ 풋콩 수프

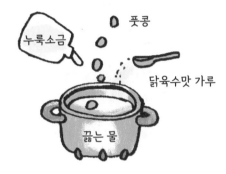

누룩소금

풋콩

닭육수맛 가루

끓는 물

만드는 법(1인분)
끓는 물 1컵에 누룩소금과 닭육수맛 가루(조미료)를 1작은술씩 넣어 맛을 내고, 냉동 풋콩(해동하여 콩깍지를 벗겨낸 콩, 적당량)을 넣는다. 취향에 따라 양파 1/4개를 채 썰어 넣어도 좋다.

냉동 풋콩을 사용하여 간편하게 만들 수 있는 수프. 콩을 데칠 때에는 프라이팬에 약 1cm 높이로 물을 붓고 풋콩 200g을 넣어 뚜껑 덮고 약 5분간 찌듯이 익힌다. 따뜻할 때 소금 1작은술 정도를 넣고 잘 섞으면 맛과 영양이 더 좋아진다.

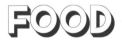

FOOD

☑ 잘 어울리는 식재료

풋콩이 가진 비타민B1의 효능을 높여주는 알리신 또는 식이섬유와 궁합이 좋은 발효식품과 함께 먹는다.

마늘
마늘 특유의 냄새 성분인 알리신의 효능으로 비타민B1의 체내흡수율을 높인다.

누룩소금
발효 조미료와 풋콩의 식이섬유가 상승효과를 일으켜 장 건강을 좋게 한다.

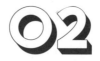

BROCCOLI

브로콜리

찌거나 전자레인지로 익혀서
영양가를 지켜요 ~!

생 것, 100g당	
에너지	40 kcal
식이섬유	5.1g
비타민 C	140mg

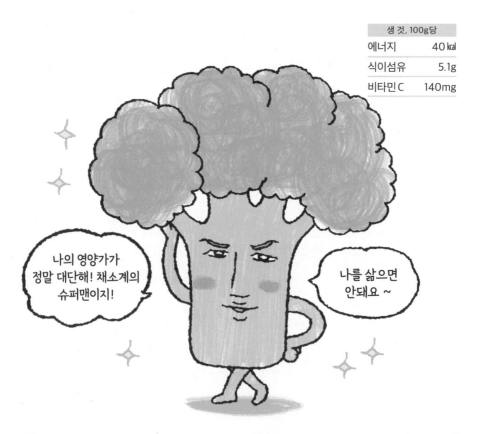

나의 영양가가
정말 대단해! 채소계의
슈퍼맨이지!

나를 삶으면
안돼요 ~

EFFECT

☑ 도움되는 성분과 효능

식이섬유	**함유량은 채소 중에서 1등급!** 100g당 5.1g으로 양상추의 4배 이상이나 식이섬유를 함유하고 있다. 물에 녹지 않는 불용성 식이섬유가 많아서 배변을 좋게 하는 효능이 뛰어나다. 식후 혈당치 상승을 억제하고 당의 소화 및 흡수 속도를 완만하게 하는 효능도 있다.
비타민 B 군	**에너지 대사에 관여하는 조력자.** 비타민B1·B2를 비롯한 8종류의 수용성 비타민이다. 당질과 지질, 단백질의 에너지 대사에 꼭 필요한 보조효소(코엔자임)로, 단독이 아닌 팀으로 활동하기 때문에 균형있게 섭취하는 것이 중요하다.
비타민 C	**설포라판과 함께 파워 업!** 기미, 잡티 등을 방지하여 피부미용에 없어서는 안 되는 영양소이다. 식물이 스스로를 보호하기 위해 만들어 내는 피토케미컬의 한 종류인 설포라판과 만나면 상승효과를 일으켜 강력한 항산화력을 발휘하여 노화방지(안티에이징)에 공헌한다!

☑ 득이 되는 섭취법 + 잘못된 섭취법

뛰어난 영양가로 비타민, 미네랄, 단백질까지 보충할 수 있는 채소계의 슈퍼맨이라
할 수 있는 브로콜리! 면역력을 키우고 암 예방, 노화방지 같은 다양한 효과와
효능을 자랑한다. 물론 다이어트에서도 대활약을 한다. 비타민B군이 지방연소를
돕고, 식이섬유가 정장작용을 하여 변비를 예방한다.
브로콜리 100g에는 '예쁘게 살을 빼기'에서 꼭 필요한 비타민C의 양이 레몬 약 7개
분이나 함유되어 있을 정도로 풍부하다. 단, 물에 데치면 비타민C가 약 61%나
감소하기 때문에 주의가 필요하다. 데쳐서 조리한다면 데친 물도 요리에 활용하는
게 좋다. 추천하는 조리법은 적은 양의 물에서 찌듯이 익히는 것이다. 깨끗이 씻은
다음 소금을 뿌리고 랩을 씌워 전자레인지에서 가열하는 것도 간단하고 좋은
방법이다. 가열 후 물에 헹구는 것은 영양소가 손실되므로 금물!

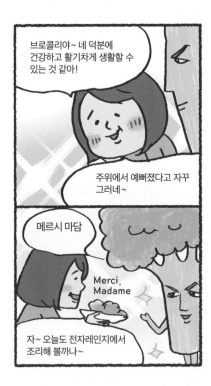

RECIPE

대충이의 대충 요리법

☑ 브로콜리 한 송이 영양밥

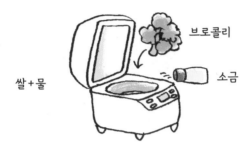

브로콜리

소금

쌀＋물

만드는 방법(만들기 쉬운 분량)
전기밥솥에 쌀 360ml와 물 450ml,
브로콜리 1송이를 넣고 소금을 약간
뿌린 후 밥을 짓는다. 밥이 완성되면
소금 약 1작은술을 더하고 주걱으로
자르듯이 골고루 섞는다.

브로콜리를 전기 밥솥에 넣을 때에는 기둥이
아래로 가도록 하여 쌀 한 가운데에 꽂듯이 세운다.
물의 양은 일반적으로 밥을 지을 때와 비슷하거나
약간 적게 잡는 것이 포인트이다. 마무리로
통조림 참치를 넣고 섞어도 맛있다. 남은 밥은
주먹밥이나 볶음밥으로 활용해도 좋다.

FOOD

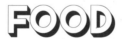

☑ 잘 어울리는 식재료

브로콜리 속 비타민B6와 단백질(아미노산)은 근육과 신경 건강을 위한 중요한 조합이다.

통조림 참치
브로콜리 속 비타민B6가
참치의 단백질 대사를
촉진한다.

가다랑어포
가다랑어포의 히스티딘과
브로콜리의 식이섬유가
배고픔을 누그러뜨린다.

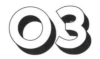

OKRA
오크라

물을 넣고 섞으면 끈적끈적해지며
다이어트(감량) 효과가 상승해요!

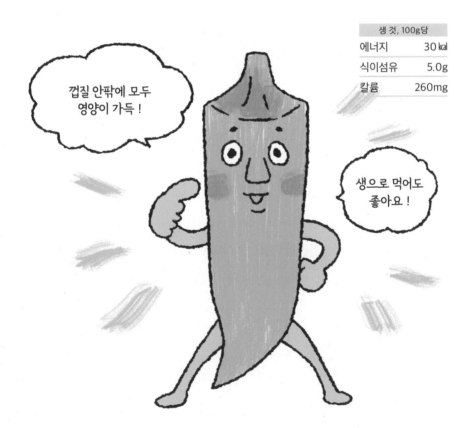

생 것, 100g당	
에너지	30 kcal
식이섬유	5.0g
칼륨	260mg

껍질 안팎에 모두
영양이 가득!

생으로 먹어도
좋아요!

EFFECT

☑ 도움되는 성분과 효능

펙틴	**끈적끈적한 성분이 혈당치 상승을 억제한다.** 수용성 식이섬유의 한 종류로 오크라의 끈적끈적함을 만들어내는 성분이다. 끈끈하게 달라붙는 점착성의 활동으로 음식물이 위에서 장까지 천천히 운반되므로 식후 혈당치 상승을 완만하게 한다. 장 건강을 개선하는 효과도 인정되었다.
케르세틴	**지방의 증가를 막는 작용물질.** 폴리페놀의 한 종류로 비타민과 비슷한 활동을 하여 비타민P라고도 불린다. 오크라의 씨 부분에 많이 들어 있고 항산화, 항염증 작용뿐 아니라 지방의 증가를 억제하여 대사증후군을 예방하는 효과도 보고되었다.
칼륨	**염분을 몸밖으로 배출하여 부기를 완화한다.** 건강유지에 빠질 수 없는 성분인 미네랄의 한 종류이다. 몸속에 있는 필요없는 염분(나트륨)의 배출을 도와 혈압을 내리거나 부기를 빼 주는 효능으로 알려져 있다. 뇌졸중과 골다공증을 예방하는 것으로도 주목받고 있다.

☑ 득이 되는 섭취법 + 잘못된 섭취법

오크라의 끈적거리는 독특한 식감은 수용성 식이섬유인 펙틴과 당단백질에 의한
것이다. 펙틴은 당질의 흡수를 억제하여 혈당치 상승을 완만하게 하는 효능 외에도
변비 예방에도 효과적이다. 껍질 바깥쪽에 많이 함유된 β-카로틴은 오크라 100g당
600㎍이 넘기 때문에 훌륭한 녹황색 채소라고도 할 수 있다. 다이어트 중에
부족하기 쉬운 엽산과 부기 예방에 좋은 칼륨도 풍부하다.
펙틴의 효과를 최대로 끌어내기 위해서는 식사의 제일 처음에 먹는 것이 좋다.
생으로 먹어도 좋지만, 데친다면 통째로 재빨리 데친 후 잘라야 한다. 너무 오래
익히면 식감이 나빠질 뿐만 아니라 수용성 성분이 감소하므로 주의해야 한다.
오크라를 자른 후 물을 넣고 잘 섞으면 끈적끈적함이 늘어나 건강 효과도 더
좋아진다.

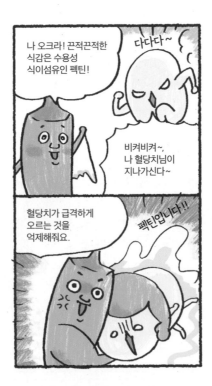

RECIPE

대충이의 대충 요리법

☑ 오크라 잔멸치 간장 무침

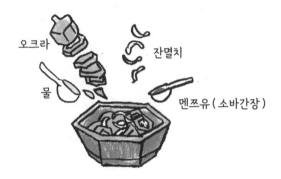

오크라

잔멸치

물

멘쯔유 (소바간장)

만드는 법(1인분)
살짝 데친 오크라 5개를
잘게 다진다. 물 2큰술을
넣고 골고루 섞은 후
잔멸치와 멘쯔유를 약간씩
넣고 가볍게 섞는다.

오크라를 데치기 전에 도마 위에 가지런히 놓고 소금을 뿌린
후 '손바닥으로 굴려서' 준비한다. 이렇게 하면 오크라
표면에 있는 솜털이 제거되어 입에 닿았을 때 식감이
좋아진다. 오크라는 생 것 그대로 냉동해도 되지만 데쳐서
냉동해도 된다! 오래 되면 끈적끈적한 점도가 떨어지므로
신선할 때 빨리 먹는 것이 가장 좋다.

FOOD

☑ 잘 어울리는 식재료

발효식품과 궁합이 아주 좋다.
오크라가 가진 수용성 식이섬유와 상승효과를 일으켜 장 건강 개선에 도움이 된다.

낫토
오크라와 낫토가 이중으로
끈적끈적 파워를 발휘한다.
맛 궁합도 좋은 조합이다.

누룩소금
오크라에 풍부한
식이섬유와의 상승효과로
장 건강을 개선한다.

04

BURDOCK
우엉

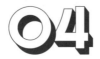

영양을 남김없이 섭취하려면
떫은맛을 제거하지 마세요!

생 것, 100g당	
에너지	65 ㎉
식이섬유	5.7g
칼륨	320mg

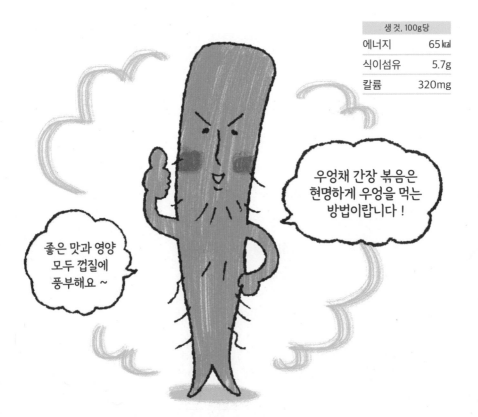

우엉채 간장 볶음은
현명하게 우엉을 먹는
방법이랍니다 !

좋은 맛과 영양
모두 껍질에
풍부해요 ~

EFFECT

☑ 도움되는 성분과 효능

이눌린

물에 녹아 겔(gel)화 하여, 당질의 흡수를 방해한다.

수용성 식이섬유의 한 종류로 분해된 후에 장 건강을 개선하는 난소화성 올리고당으로 변화한다. 우리 몸속에서 흡수되지는 않고 당질의 흡수를 방해하기 때문에 다이어트 식품의 원재료로 쓰이기도 한다. 혈당치를 내리는 효과에 대한 연구도 진행되고 있다.

리그닌

장에 필요없는 물질을 남김없이 배출한다!

불용성 식이섬유의 한 종류로 장에 불필요한 물질을 흡착, 배출하는 효능이 있다. 소화가 덜 된 상태로 장까지 도달하여 변의 부피를 늘리고 장을 자극하여 배변을 원활하게 한다. 비만과 대장암 예방, 피부미용에 도움이 된다.

클로로겐산

지방 흡수를 억제하고 지방이 타기 쉽게 만든다.

우엉을 물에 담가두면 나오는 갈색 성분, 이른바 떫은맛 성분이다. 강력한 항산화 작용을 하여 간 기능 개선과 노화를 방지하는 효과 외에도 지방이 에너지로 소비되기 쉽도록 만들어 지방의 연소를 촉진하는 효능도 있다.

☑ 득이 되는 섭취법 + 잘못된 섭취법

우엉의 식이섬유 함유량은 채소 중에서도 단연 정상급의 위치를 차지하며, 그 양은
우엉 100g이 양상추 약 5개 분량이나 된다! 수용성과 불용성, 두 가지 종류의
식이섬유를 조화롭게 함유하고 있다. 그 외에도 강력한 항산화 작용을 하는
클로로겐산, 칼륨과 칼슘, 마그네슘 같은 미네랄도 풍부하다.
일반적으로 우엉은 흙을 털어내고 껍질을 벗긴 후 조리하지만, 껍질 부분에 영양과
좋은 맛 성분이 가득하기 때문에 물에 담그거나 껍질을 벗기는 것은 좋지 않다.
흙이 묻은 그대로 보관하고, 먹을 때에도 껍질째 깨끗이 씻어 그대로 조리하는 것이
가장 좋다. 제철에 수확한 신선한 우엉은 되도록 빨리 먹는다.
우엉은 자르자마자 단면이 변색되므로 조리 직전에 잘라야 한다. 기름과 궁합이
좋고, 가열하면 항산화력이 더 상승하므로 식탁에 자주 오르는 반찬인 우엉채 간장
볶음을 추천한다.

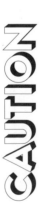

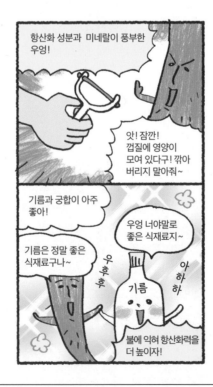

RECIPE

대충이의 대충 요리법

☑ 우엉채 간장 볶음

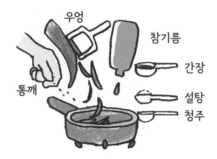

우엉
참기름
통깨
간장
설탕
청주

만드는 법

필러로 우엉 1/4개를 가늘게 채 썰어, 참기름 1작은술을 넣어 볶는다. 간장, 설탕, 청주를 1~2작은술씩 넣어 간을 맞춘다. 통깨까지 솔솔 뿌리면 완성.

우엉을 볶다가 탈 것 같으면 물을 약간 넣는다. 우엉은 밑준비가 중요한데 최대한 껍질 부분을 남긴다는 생각으로 수세미나 둥글게 뭉친 알루미늄 호일로 가볍게 문질러 표면에 묻은 흙만 씻는다. 얇게 썰어서 조리하면 껍질을 벗기지 않아도 맛있게 먹을 수 있다.

FOOD

☑ 잘 어울리는 식재료

항산화작용을 하는 기름이나 양념으로 표면을 코팅하면 우엉의 항산화력을 지킬 수 있다.

참기름

항산화 작용이 우수한 기름으로 우엉이 가진 클로로겐산의 산화를 방지한다.

된장

볶음 요리나 전골로 만들어도 좋다. 발효식품과의 상승효과가 정장작용을 돕는다.

ENOKI MUSHROOM
팽이버섯

잘게 썰어서 볶거나 전자레인지로
익히는 것이 가장 좋은 조리법!

생 것, 100g당	
에너지	22 kcal
식이섬유	3.9g
비타민B1	0.24mg

익히면 미끌거리는
식감과 감칠맛이
생겨요!

냉동하면 향과 맛이
더 좋아져요!

EFFECT

☑ 도움되는 성분과 효능

버섯키토산 (키토글루칸)	**특유의 식이섬유가 지방 흡수를 억제한다.** 버섯에 들어 있는 식이섬유의 한 종류로 팽이버섯에 가장 많이 함유되어 있다. 팽이버섯 특유의 미끌거리는 성질로 지질 흡수를 억제하여 중성지방을 감소시키고, 피를 맑게 하는 등의 작용으로 대사 증후군을 예방한다.
GABA (가바)	**공복의 짜증을 가라앉히고 긴장을 풀어준다.** γ-아미노낙산(감마 아미노낙산)의 줄임말로 글루타민산으로부터 만들어진다. 스트레스를 줄이는 아미노산으로 지방 분해에도 관여한다. 휴식할 때 우위로 작용하는 부교감신경을 활성화하여 몸과 마음의 긴장을 풀어주는 효과가 있다.
비타민 B1	**섭취한 칼로리를 몸속에서 태운다!** 동물의 간이나 장어 등에 많이 함유되어 있지만, 사실 팽이버섯에도 풍부하다. 당질을 에너지로 바꾸고, 간의 활동을 돕는 것 같은 중요한 역할을 한다. 몸속에 저장해 놓을 수 없는 성분이기 때문에 꼬박꼬박 챙겨 먹어야 한다.

☑ 득이 되는 섭취법 + 잘못된 섭취법

팽이버섯은 칼로리가 낮고 감칠맛 성분인 글루타민산이 풍부하다. 당질과 지질의
대사에 필요한 비타민B1과 B2, 정신건강 유지에 꼭 필요한 나이아신, 스트레스를
물리치는 호르몬 생성에 필요한 판토텐산, 미용비타민이라고 불리는 비오틴까지
많이 함유하고 있다. 여러 영양소 중에서도 팽이버섯 특유의 식이섬유인
버섯키토산(키토글루칸)은 지방 흡수를 막고, 혈액 속 지질을 개선하며, 내장지방을
없애는 것으로 보고되었다.
버섯의 세포벽은 단단하고, 불용성 식이섬유가 많기 때문에 잘게 썰어서 조리하고,
꼭꼭 씹어서 먹는 것이 중요하다. 다른 유효성분의 대부분은 수용성인데 특히
비타민B1과 칼륨은 물에 데치면 약 40%가 감소한다. 나이아신은 약 45%가
감소하므로, 수용성 성분이 빠져나가지 않도록 전자레인지로 조리하거나 볶아서
익히는 방법이 가장 좋다.

CAUTION

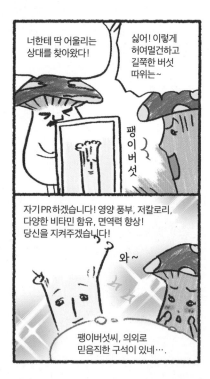

RECIPE

대충이의 대충 요리법

☑ 팽이버섯 간단 찜

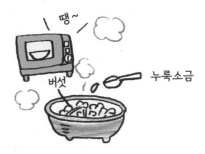

땡~

버섯

누룩소금

만드는 법(팽이버섯 1봉지 분량)
팽이버섯의 밑동을 자르고 잘게 썬다.
내열용기에 담고 랩을 씌워
전자레인에서 약 2분간 가열한다.
따뜻할 때 누룩소금 1~2작은술을 넣고
골고루 섞는다. 취향에 따라 다진
마늘을 더해도 좋다.

팽이버섯은 잘라서 냉동 보관하면 편리하다.
게다가 버섯류는 얼리면 세포벽이 파괴되어
향과 맛이 더 좋아지므로 일석이조의 효과를
얻을 수 있다. 냉동 버섯을 사용한다면 버섯이
녹으면서 생기는 물기에 영양성분이 모두
추출될 수 있으니 따로 해동하지 않고 얼린
그대로 요리한다.

FOOD

☑ 잘 어울리는 식재료

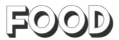

팽이버섯의 글루타민산을 GABA로 바꾸기 위해서는 비타민B6가 꼭 필요하다.
발효식품과의 궁합도 아주 좋다.

닭가슴살

비타민B6가 풍부하다. 연어나
마늘도 닭가슴살만큼 좋은
조합이다.

된장

발효식품과 함께 먹으면
장 건강을 개선한다.
된장국이나 전골을 추천한다.

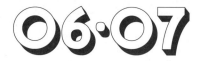

SPINACH, JAPANESE MUSTARD SPINACH

시금치, 소송채

생 것 보다 익혀 먹는 쪽이 훨씬 좋아요!

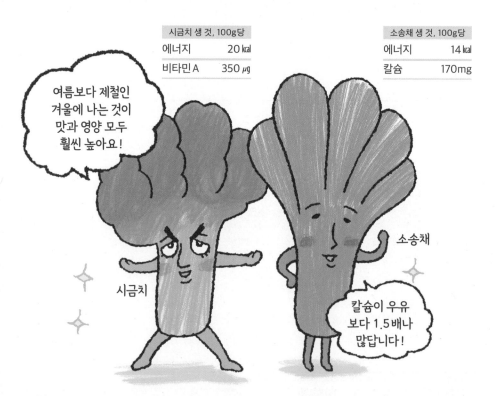

시금치 생 것, 100g당	
에너지	20 kcal
비타민 A	350 µg

소송채 생 것, 100g당	
에너지	14 kcal
칼슘	170mg

여름보다 제철인 겨울에 나는 것이 맛과 영양 모두 훨씬 높아요!

시금치

소송채

칼슘이 우유 보다 1.5배나 많답니다!

EFFECT

☑ 도움되는 성분과 효능

β-카로틴

내 몸이 필요로 한다면 비타민A로 변신!

녹황색 채소의 색소 성분으로 카로티노이드의 한 종류이다. 몸속에 들어가면 필요한 양만큼 비타민A로 변환하여 강력한 항산화 작용을 발휘한다. 피부와 세포의 점막을 건강하게 유지하므로 '예쁘게 살빠지는' 데 공헌한다.

철분

정신건강과 미용에 꼭 필요한 미네랄.

혈액(적혈구)의 중요한 재료가 된다. 몸속에 있는 대부분의 철분은 헤모글로빈 성분이다. 전신에 산소를 공급하는 운반책으로 활동하고, 몸속에서 다양한 신체 기능에 관여한다. 다이어트 중 생길 수 있는 빈혈을 예방해준다.

비타민C

미용과 스트레스 케어에 꼭 필요한 성분.

미백작용과 아름다운 피부에 꼭 필요한 콜라겐이 몸속에서 합성될 때 필요한 수용성 성분이다. 스트레스에 대한 저항력도 높여준다. 몸속에서 만들어지지 않는 영양소이기 때문에 매일 100mg씩 부지런히 섭취하는 것이 중요하다.

☑ 득이 되는 섭취법 + 잘못된 섭취법

시금치와 소송채 모두 비타민과 미네랄이 풍부한 채소이다. 그 중에도 소송채가
함유하고 있는 칼슘은 우유의 약 1.5배나 된다. 제철인 겨울의 시금치는 떫은
맛이 적어 맛이 좋고 여름에 생산되는 것보다 비타민이 3배나 많다. 이는 시금치
100g이 레몬 3개에 해당하는 비타민C를 함유하고 있다는 의미이다.
잎채소는 수확 후 5일 정도 지나면 비타민C의 약 30%가 감소하기 때문에
신선할 때 재빨리 먹는 것이 좋다. 바로 먹을 수 없다면 소송채는 잘라서 그대로
냉동하고, 시금치는 살짝 익혀서 냉동 보관한다. 시금치를 너무 오래 데치면
비타민C가 크게 감소한다. 데치는 시간이 1분일 때 비타민C 함유량은 74%,
2분일 때 61%, 3분일 때 48%로 감소한다. 뜨거운 물에 약하므로 전자레인지로
조리하는 것을 추천한다.

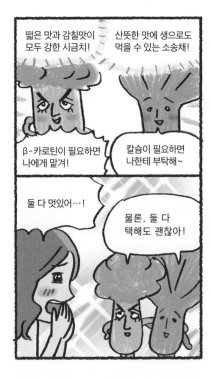

CAUTION

RECIPE

대충이의 대충 요리법

☑ 초록 채소와 버섯나물

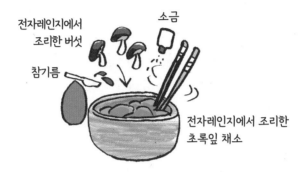

전자레인지에서 조리한 버섯

소금

참기름

전자레인지에서 조리한 초록잎 채소

만드는 방법(만들기 쉬운 분량)
시금치(또는 소송채) 1봉지를 먹기 좋은 길이로 잘라 소금을 약간 뿌려 전자레인에서 약 2분간 가열한 후 골고루 섞어 남은 열로 익힌다. 한 김 식으면 물을 약간 넣고 섞은 후 곧바로 물기를 짠다. 좋아하는 버섯 한 줌을 준비해 밑동을 제거하고 한입 크기로 썰어 전자레인지에서 약 1분30초 동안 가열한다. 버섯에 소금과 참기름을 조금씩 넣고, 시금치(또는 소송채)를 넣어 잘 버무린다.

FOOD

☑ 잘 어울리는 식재료

시금치와 소송채에 함유된 철분, 칼슘, β-카로틴의 흡수율을 높여주는
식재료와 조합하는 것이 좋다.

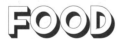

깨	식초
성분의 50%를 차지하는 질 좋은 지질이 β-카로틴의 흡수를 돕는다.	식초는 칼슘, 철분 같은 미네랄의 흡수를 돕는 역할을 한다.

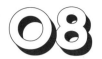

ONION
양파

공기와 햇빛을 쬐어주면
효과와 효능이 더 좋아져요!

생 것, 100g당	
에너지	35 kcal
식이섬유	1.5g
칼륨	150mg

물(에 씻지) 말고
신선한 공기를
쬐어줘 ~

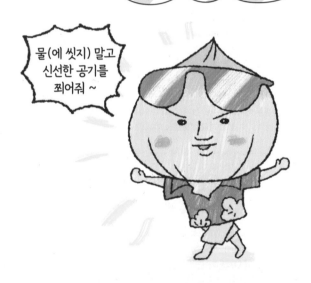

☑ 득이 되는 섭취법+잘못된 섭취법

다이어트 효과로 가득한 양파의 영양을 현명하게 섭취하기 위해서는 밑준비에 2가지 요령이 필요하다.
우선 얇게 자른 양파를 물이 아닌 공기 중에 20~30분 그대로 둔다. 물에 씻으면 수용성 성분이
빠져나가지만 공기 중에 두면 피를 맑게 하는 성분이 잘 보존된다. 껍질 벗긴 양파에 햇빛을 쬐어주면
지방연소를 촉진하는 케르세틴이 증가한다. 양파를 일주일 정도 햇빛에서 말리면 케르세틴이 약 3.5배나
증가한다는 연구보고가 있다.

EFFECT

☑ 도움되는 성분과 효능

(케르세틴)　(올리고당)　(디알릴설파이드)

피부미용에 효과적이고 지방연소를 촉진한다.

양파의 누르스름한 색을 내는 색소 성분인 케르세틴은 빛으로부터 세포를
지켜주는 효과가 있기 때문에 기미와 주름을 예방한다. 이외에도 지방연소를
촉진하는 효능도 있다. 단맛 성분인 올리고당은 장 건강을 개선하고, 양파 특유의
냄새와 매운맛 성분인 디알릴설파이드는 피를 맑게 하며 신진대사를 촉진해
지방이 타기 쉬운 몸으로 만든다.

대충이의 대충 요리법

FOOD

☑ 잘 어울리는 식재료

식초

발효식품과 궁합이 아주 좋다!
얇게 썰어 식초에 절인 '양파
초절임'이 아주 좋은 예이다.

RECIPE

☑ 통양파 수프

만드는 방법(1인분)

양파 1개의 껍질을 벗겨 랩으로
감싸 전자레인지에서 약 4분간
가열한다. 냄비에 물 1.5컵을
넣고 끓으면 콩소메(과립)
2작은술과 양파를 넣어 끓인다.
취향에 따라 바질 가루를 뿌린다.

・콩소메 과립
  고기와 뼈로 만든 육수에 고기, 각종 채소, 향신료를 넣고 푹 끓여 감칠맛을 추출한 조미료.
  주로 서양요리의 국물맛을 낼 때 사용한다. 과립 외에 큐브와 분말 형태도 판매한다.

RED BELL PEPPER
홍피망

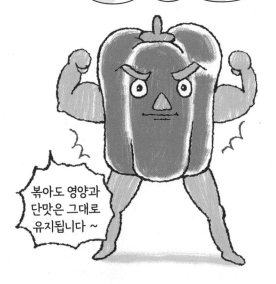

비타민C가 청피망의 2배!
채소 중에서 1등!

볶아도 영양과
단맛은 그대로
유지됩니다 ~

생 것, 100g당	
에너지	30 kcal
비타민 C	170mg
비타민 E	4.3mg

☑ 득이 되는 섭취법 + 잘못된 섭취법

비타민C가 풍부한 피망 중에도 홍피망은 100g당 170mg의 비타민C를 함유하고 있어 채소
가운데에서도 첫 번째로 꼽힌다. 레몬 8개 분량 이상의 비타민C를 함유하여 가열해도 거의 감소되지
않는 점도 좋다. 볶거나 가열하면 맛있게 먹을 수 있어 활용도 편리하다. 열에 강하지만 가열시간은 3분
정도를 넘기지 않도록 한다. 단백질의 대사를 돕는 비타민B6가 풍부해 고기나 생선, 유제품, 콩제품과
함께 먹는 것도 좋은 방법이다.

EFFECT

☑ 도움되는 성분과 효능

(비타민C) (비타민E) (캅산틴) (비타민B6)

영양가와 감량효과 모두 청피망보다 홍피망이 우수하다!

비타민C와 비타민E 함유량은 채소 중에서도 단연코 정상급이다.
특히 잘 익은 홍피망은 덜 익은 청피망보다 비타민C가 2.2배나 많다.
또한 항산화력이 강력한 카로티노이드의 한 종류인 캅산틴은 홍피망에만
함유되어 있는데 비타민C, 비타민E와 함께 상승효과를 일으켜 항산화
작용을 지속시키는 작용을 한다.

대충이의 대충 요리법

FOOD

☑ 잘 어울리는 식재료

간

비타민C가 간의 철분이 잘
흡수되도록 돕고, 비타민A도
섭취할 수 있다.

RECIPE

☑ 색색 피망 볶음

만드는 방법(1인분)

홍피망, 청피망을 2개씩
채 썬다. 팬에 참기름
1작은술을 두르고 다진 마늘
약간과 피망을 넣고 볶는다.
닭육수맛 가루(조미료)를
1~1.5작은술 넣고 빠르게
섞으면서 볶는다.

10

CUCUMBER

오이

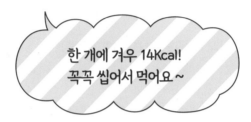

한 개에 겨우 14Kcal!
꼭꼭 씹어서 먹어요 ~

생 것, 100g당	
에너지	14 kcal
칼륨	200mg
비타민 C	14mg

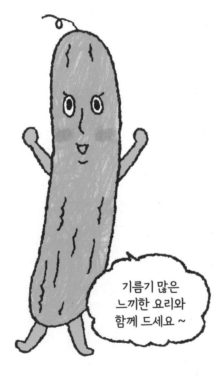

기름기 많은
느끼한 요리와
함께 드세요 ~

☑ 득이 되는 섭취법 + 잘못된 섭취법

오이는 '아무런 영양가가 없다'는 정설을
뒤집고 강력한 지방분해 효소인
포스폴리파아제를 함유한 것으로 밝혀져
다이어트 식품으로 단번에 주목을 받고
있다. 단, 포스폴리파아제는 위산에 약해서
효과를 미치는 부위가 입에서 위장의
상부까지라고 여겨진다. 그러므로 기름기가
많은 음식과 오이를 함께 잘 씹어서 섭취할
것을 권한다.

오이를 통째로 꼭꼭 씹어 먹으면 포만감을
느낄 수 있어 기분도 좋아진다. 오이는 1개를
다 먹어도 겨우 14Kcal라 밥 1숟가락 정도의
열량이니 그 또한 만족스럽다.

EFFECT

☑ 도움되는 성분과 그 효능

(포스폴리파아제)   (칼륨)   (비타민C)

무더운 여름 건강을 유지하는데 도움되는 영양이 가득!

95%가 수분으로 이루어진 싱싱한 오이는 채소 중에서도 칼로리가 낮고,
씹는 맛이 있는 우수한 다이어트 식품이다. 강력한 지방분해 효소로 알려진
포스폴리파아제를 함유하고 있다. 이뇨작용을 하여 부기를 예방하는
칼륨과 면역력을 좋게 하고 피부미용에 도움이 되는 비타민C도 보충할 수
있다.

대충이의 대충 요리법

FOOD

☑ 잘 어울리는 식재료

쌀겨

오이를 가지고 일본식
쌀겨절임(누카즈케)을 만들면
비타민B1이 약 13배로 늘어나서
영양가도 그만큼 상승한다.

· **누카즈케**
쌀겨를 유산균으로 발효시켜 채소 등을 담가
만드는 일본 대표 절임 식품 중 하나.
일반적으로 오이 가지, 무 등 수분이 많은
채소를 발효하여 먹는다.

RECIPE

☑ 마약 오이

만드는 방법(1인분)

오이 1개를 큼직하게 막썰기
한다. 소금, 참기름, 다진
마늘은 약간씩, (미소)된장은
0.5~1작은술을 넣고 잘
섞는다. 마무리로 통깨를
뿌린다.

103

11

CARROT

당근

익혀서 먹거나 기름과 함께
먹으면 좋아요!

껍질째, 생 것 100g당	
에너지	39 kcal
식이섬유	2.8g
비타민 A	720 μg

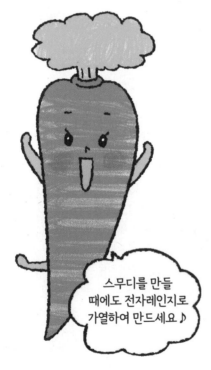

스무디를 만들
때에도 전자레인지로
가열하여 만드세요 ♪

☑ 득이 되는 섭취법 + 잘못된 섭취법

당질이 많은 편이라 다이어트 중에는 멀리
해야할 것 같지만, 식이섬유가 풍부하기 때문에
식후 혈당치에 미치는 영향은 적은 것으로
밝혀졌다. 가열하면 단맛과 풍미가 좋아지고,
소금을 살짝 뿌리기만 해도 단맛을 더 끌어낼
수 있다. β-카로틴의 흡수율은 가열하면 34%
증가, 기름과 함께 섭취하면 약 8.4배로
상승한다는 연구보고가 있다.
당근으로 스무디를 만들 때에도
전자레인지에서 가열하고, 올리브 오일이나
참기름, 아마씨 오일과 같은 질 좋은 지질을
약간 더하면 건강 효과가 좋아진다.

EFFECT

☑ 도움되는 성분과 그 효능

(β-카로틴)　(식이섬유)　(칼륨)

당질이 많지만, 그 영향을 식이섬유가 차단한다.

녹황색 채소 중에도 지용성 색소인 β-카로틴의 함유량이 월등하게 많은
항산화 식품이다. 피부와 점막의 보호, 시력 유지, 면역력 강화 같은 폭넓은
효능을 자랑한다. 당질이 많은 편이지만 식이섬유도 풍부하여 식후 혈당치
상승에 큰 영향을 미치지 않는다. 칼륨이 몸속의 수분 양을 조절하여
부기를 방지하는 효능도 있다.

대충이의 대충 요리법

FOOD

☑ 잘 어울리는 식재료

달걀

질 좋은 단백질과 함께
섭취하면 영양 균형 만점!

RECIPE

☑ 당근 참치 샐러드

만드는 방법(1인분)

당근 작은 것 1개를 채 칼로
썰어 전자레인지에서 약 2분
동안 가열한다. 따뜻할 때
소금을 약간 뿌려 잘 섞은 후
통조림 참치(오일에 절인 것)
작은 것 1캔을 넣고 버무린다.

12

GARLIC

마늘

잘게 다질수록 효과는
더 좋아져요!

생 것, 100g당	
에너지	136 kcal
식이섬유	6.2g
비타민 B1	0.19mg

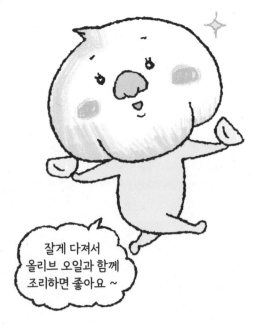

잘게 다져서
올리브 오일과 함께
조리하면 좋아요 ~

☑ 득이 되는 섭취법 + 잘못된 섭취법

보양 식재료일 뿐만 아니라 다이어트 용으로도
아주 우수하다. 음식물을 에너지로 바꾸는
효소를 도와주는 보조효소(코엔자임)인
비타민B1과 비타민B6를 풍부하게 함유하고
있다. 독특한 냄새 성분인 알리신은
비타민B1·B6의 흡수율을 높여 대사효과를
좋게 한다.

마늘은 잘게 다질수록 아미노산의 한 종류인
알리인이 알리신으로 변하여 건강 효과가
상승한다. 단, 알리신은 휘발성이기 때문에
잘게 다져 즉시 조리하지 않으면 손실이
커진다. 오랜 시간 조리하는 경우라면 올리브
오일과 함께 사용하는 것이 좋다.

EFFECT

☑ 도움되는 성분과 그 효능

(비타민 B1) (비타민 B6) (알리신)

알리신이 각종 대사에 필요한 비타민B군의 활동을 돕는다.

비타민B1이 당질, 비타민B6가 단백질 대사에 필요한 효소의 활동을 도와서 에너지를 만들어내고, 체지방이 타기 쉬운 몸으로 만든다. 디알릴설파이드의 한 종류인 알리신은 알리인이 분해하여 생기는 향 성분이다. 강력한 항산화력으로 활성산소를 제거하고 피를 맑게 하며 피로회복 효과를 기대할 수 있다.

대충이의 대충 요리법

FOOD

☑ 잘 어울리는 식재료

올리브 오일

기름으로 보호막을 치듯이 마늘 표면을 코팅하여 휘발성 성분의 손실을 막는다.

RECIPE

☑ 갈릭 낫토

만드는 방법(1인분)

낫토 1팩과 첨부되어 있는 간장, 다진 마늘을 약간 넣고 골고루 섞는다. 먹은 후의 입냄새가 신경 쓰이면 냄새를 없애는 효과가 있는 두유나 우유를 마시면 된다.

초간단 저칼로리 상큼 식재료!
다이어트 중에 영양을 공급하는 새싹채소 4

콩나물

작은 알갱이 낫토를 만들 때 사용하는
콩에서 난 싹이다. 아삭한 식감이 좋고
콩의 풍미도 느낄 수 있다. 대두
이소플라본이 풍부하여 기능성
식품으로도 인정되었다. 천천히 잘 씹어
먹으면 포만감도 얻을 수 있다.

완두순

완두의 싹으로 비타민B1, 비타민B2,
엽산 같은 비타민B군과 비타민C가
풍부하다.
마늘과 함께 볶으면 맛있다. 수용성
영양소의 손실 없이 모두 섭취하기
위해선 국물요리에 사용하길 추천.

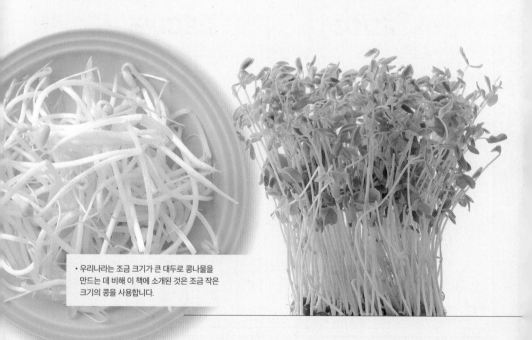

• 우리나라는 조금 크기가 큰 대두로 콩나물을
  만드는 데 비해 이 책에 소개된 것은 조금 작은
  크기의 콩을 사용합니다.

발아 직후 상태의 '새싹채소'에는 식물의 성장에 필요한 영양이 저장되어 있어 열량은
낮아도 영양은 만점이라고 할 수 있다. 생으로도 맛있게 먹을 수 있는 간편함도 매력적이다.
최근에는 다양한 종류의 새싹채소를 어디에서나 쉽게 살 수 있다.
이 책에서는 구하기 쉬운 4종류의 새싹채소 특징과 현명하게 먹는 방법을 소개한다.

무순

브로콜리순

무의 싹으로 항산화 작용이 강력한
새싹채소의 한 종류이다. 비타민C를
풍부하게 함유하고 있어 샐러드에
넣으면 영양이 풍부해진다. 가격이 싸고
구하기 쉬운 점도 매력적이다. 각종
요리에 맛의 포인트로도 사용할 수 있다.

브로콜리의 싹인데 피토케미컬의 한
종류인 설포라판이 브로콜리의 약
7배나 함유되어 있고 품종에 따라서는
20배나 함유한 것도 있다. 영양을
효과적으로 섭취하려면 생으로 먹는
것이 가장 좋다.

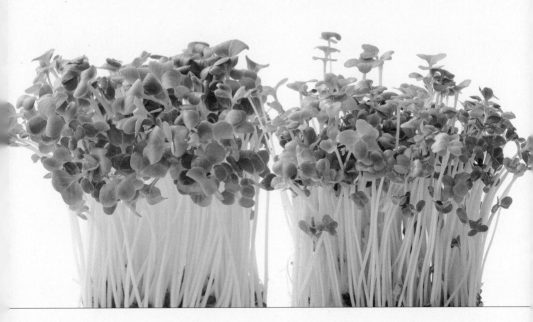

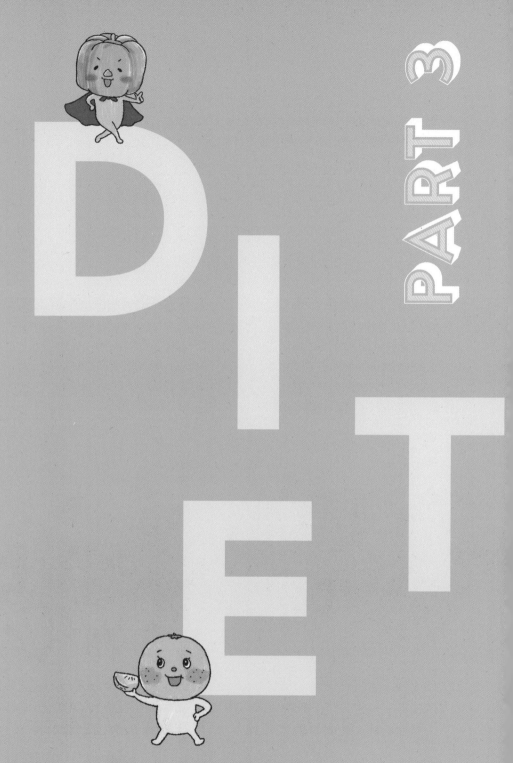

DIET

PART 3

간식과 후식 만큼
달콤한 채소와 과일

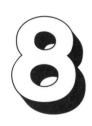

디저트 종류와 단맛이 나는 간식은 다이어트의 적이지만 참으면 참을수록 더 그리워진다.
'오늘만', '딱 한 입 정도는 괜찮겠지'라는 생각으로 방심하여 지금까지의 노력이 허사가 되는
경우가 많다. 바로 그 순간이 단맛이 나는 채소와 과일이 등장할 때이다.
채소와 과일은 '과당포도당액당' 등으로 단맛을 낸 가공식품보다 비타민, 미네랄, 식이섬유를
보충할 수 있다는 게 장점이다. 또한, 천연의 단맛으로 적절한 만족감을 얻을 수 있으므로
폭식을 방지하는 효과도 기대할 수 있다. 단, 당도가 높은 만큼 당질이 많은 편이므로 지나치게
많이 먹지는 않도록 주의해야 한다.

POINT

☑ 다이어트 중 간식을 고르는 포인트

마음까지 채워주는 천연의 단맛!

당도가 높은 싱싱한 과일과 천연의 단맛을 가진 채소는 다이어트 중에 먹어도
죄책감을 느낄 필요가 없다. 게다가 이런 과일과 채소에는 예쁘게 살을 빼기 위해
꼭 필요한 항산화 성분도 풍부하다. 과일은 신선할 때 빨리 먹고, 채소는 찌거나
굽는 등의 작은 수고를 더하면 단맛이 훨씬 깊어진다.

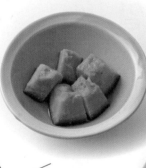

귀차니스트의 단호박찜,
한 끼분
만드는 방법 117쪽
93Kcal

달콤~한 유혹에
굴복하지 말아요!

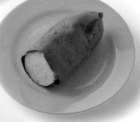

사과 1 개
168Kcal

간단 군고구마, 한 끼분
만드는 방법 121 쪽
163Kcal

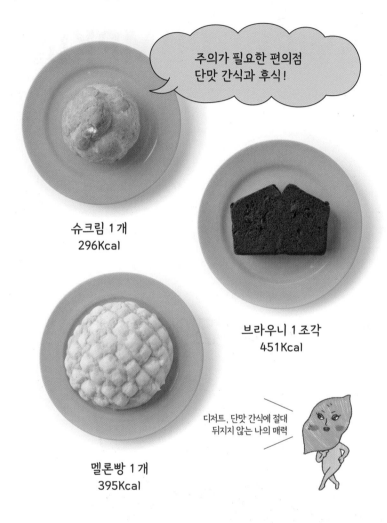

주의가 필요한 편의점
단맛 간식과 후식!

슈크림 1개
296Kcal

브라우니 1조각
451Kcal

멜론빵 1개
395Kcal

디저트, 단맛 간식에 절대
뒤지지 않는 나의 매력

일단 눈에 띄면 나도 모르게 손이 가고 마는 게 '편의점 디저트와 단맛 나는
간식!'이다. 단맛을 절제하는 동안에는 평소보다 더 맛있어 보이지만, 칼로리를
알고 나면 맛있어 보이는 기분이 싹 사라질 것이다. 다이어트 중이라면
단과자빵 1개의 칼로리가 식사 한 끼 분량과 맞먹는다는 사실을 마음 깊이
새기는 것이 좋다.

SWEET PUMPKIN
단호박

다이어트 중에는 달콤한 조림보다
소금으로 단맛을 끌어내는 방법으로
요리하는 것이 정답!

서양 단호박, 생 것 100g당	
에너지	91 kcal
비타민 A	330 µg
비타민 C	43 mg

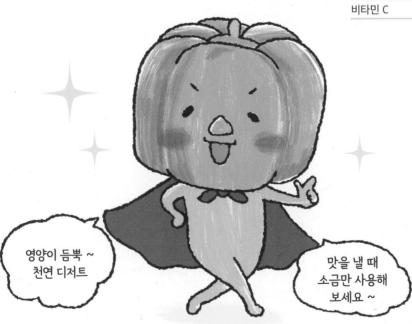

영양이 듬뿍 ~
천연 디저트

맛을 낼 때
소금만 사용해
보세요 ~

EFFECT

☑ 도움되는 성분과 효능

β-카로틴

우리 몸속에서 비타민A로 변신하여 대활약!

단호박의 노란색 색소성분이다. 항산화력이 강력한
카로티노이드의 한 종류로 우리 몸이 필요로 할 때
비타민A로 변환하여 효능을 발휘한다. 피부와
점막을 보호하고 면역력을 정상으로 유지하는
효능이 있다.

비타민C

항산화 비타민으로 피부와 몸을 아름답게 만든다.

우수한 항산화 작용으로 피부 탄력을 유지하는
콜라겐의 생성을 돕고, 기미(잡티)의 원인이 되는
멜라닌의 생성을 억제하는 등 아름다운 피부를 위해
없어서는 안 되는 성분이다. 지방의 대사를 돕는
카르니틴의 생성에도 관여한다.

비타민E

'젊음을 되찾는 비타민'이 세포부터 건강하게!

'젊어지는 비타민'이라고 불리는 지용성 비타민이다.
강력한 항산화 작용으로 세포의 산화를 막아
노화방지에 효과가 있다. 피의 흐름을 좋게 하여
혈관을 탄력 있게 유지하고, 호르몬의 균형을
조절하는 효능도 있다.

☑ 득이 되는 섭취법 + 잘못된 섭취법

단호박은 '비타민ACE(에이스)'를 모두 섭취할 수 있는 우수한 채소이다. 몸이
필요로 하는 비타민을 한꺼번에 섭취하면 상승효과를 발휘하여 노화를 방지하는
항산화 작용이 강력해진다. 단호박은 잘 익을수록 항산화력이 높아져 수확 후
2주가 지나면 처음의 약 1.5배가 된다.

단맛이 강해서 '다이어트에 적합하지 않다'고 생각하기 쉽지만 당질량은 백미의 반
정도밖에 안 된다. 설탕이나 맛술을 넣고 만드는 달콤한 조림 대신 소금으로만 맛을 내는
'귀차니스트의 단호박찜'으로도 충분히 단맛을 느낄 수 있어 입맛을 만족시킬 수 있다.
단호박을 삶으면 비타민C가 26% 감소하므로 찌거나 굽는 조리법을 추천한다.
차게 식으면 전분의 약 20%가 식이섬유와 같은 작용을 하는 저항성
전분(resistant starch, 난소화성 전분이라고도 함)으로 변하기 때문에 차갑게
식혀 먹는 것이 다이어트에 도움이 된다.

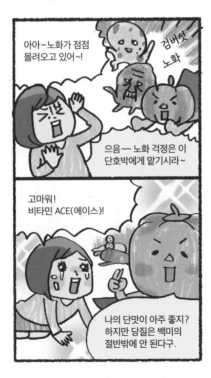

RECIPE

대충이의 대충 요리법

☑ 귀차니스트의 단호박찜

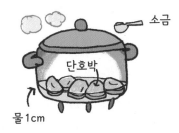

소금

단호박

물 1cm

만드는 법(1인분)
단호박 1/4개를 껍질째 한입 크기로 자른다.
소금 약간을 골고루 뿌린다. 냄비에 단호박
껍질 부분이 바닥으로 가도록 놓고 냄비
바닥에서 약 1cm 높이까지 물을 붓고 뚜껑을
덮어 중약불에서 약 12분 익힌다.

적은 양의 물로 찌듯이 익히는 요리법으로
영양소의 손실을 막고, 단맛도 충분히 끌어낼 수
있다. 단호박에 우유 또는 두유와 콩소메(역자
주 : 99쪽 참조), 물을 넣고 끓여서 수프로
만들거나 밀가루, 베이킹 파우더, 달걀과 섞어
팬케이크로 만들어도 좋다.

FOOD

☑ 잘 어울리는 식재료

단호박 100g에 들어 있는 3.5g의 풍부한 식이섬유를 효과적으로 활용할 수 있도록 발효식품이나
기름의 힘을 빌리면 도움이 된다.

된장

발효식품과의 조합으로 장
건강을 개선한다. 국물까지
먹을 수 있는 된장국도 좋다.

올리브 오일

한 방울로도 지용성
비타민A(β-카로틴),
비타민E의 흡수율을 높인다.

SWEET POTATO
고구마

껍질째 구워 차갑게 식히면
'다이어트 파워'가 커져요!

껍질째, 생 것 100g당	
에너지	140 kcal
식이섬유	2.8g
비타민 C	25 mg

다이어트에는
따끈따끈한 고구마
보다 시원하고 차가운
고구마가 좋아요 ~

하루 한끼는
고구마로
바꿔보세요 !

EFFECT

☑ 도움되는 성분과 효능

식이섬유

조리하면 더욱 더 늘어난다.

감자, 고구마, 토란류의 채소 중에서 고구마가
식이섬유 함량이 가장 많다. 굽거나 찌면
식이섬유의 양이 1.4~1.6배로 증가한다. 대변의
양을 늘려 배변을 원활하게 하는 불용성
식이섬유와 식후 혈당치가 오르는 것을 억제하는
수용성 식이섬유를 모두 섭취할 수 있다.

얄라핀

식이섬유과 함께 심한 변비도 해소한다.

고구마 특유의 성분이다. 생 고구마를 잘랐을 때 자른
단면에서 나오는 하얀 액체로 위 점막을 보호한다.
장의 활동을 활발하게 해 변을 부드럽게 한다.
식이섬유와 상승효과를 일으켜 변비해소에도 효과가
있다.

클로로겐산

항산화 효과로 비만을 막는 주목해야할 성분!

폴리페놀의 한 종류로 껍질 가까운 부분에 많이
함유되어 있다. 높은 항산화력으로 노화방지 효과도
있다. 당의 흡수를 지연시키고, 몸속에 지방이 쌓이는
것을 방지하며, 멜라닌 생성을 억제하는 효능도 있다.

☑ 득이 되는 섭취법+잘못된 섭취법

현명하게 섭취하면 다이어트의 든든한 지원군이 되어주는 고구마는 껍질째 먹는
것이 정답! 껍질 부분에는 식이섬유가, 껍질 가까운 부분에는 클로로겐산과 고구마
특유의 성분인 얄라핀이 많이 함유되어 있다. 껍질의 자주색은 폴리페놀의 한
종류인 안토시아닌으로 우수한 항산화 작용을 한다. 따라서 고구마의 껍질을
벗기는 것은 영양소를 버리는 것과 같다.
가장 중요한 포인트는 고구마를 '차갑게 먹는 것'이다. 가열 후 차갑게 식으면
전분의 한 종류인 저항성 전분(resistant starch)이 증가한다. 이 성분은
당질이지만 식이섬유와 같은 작용을 한다. 군고구마를 먹을 때에는 냉장고에 넣어
4℃ 이하로 차게 식혔다가 먹으면 다이어트에 도움이 된다. 하루 세 끼 식사 중
한끼를 고구마로 대신하면 미용에 도움이 되는 성분을 보충하면서 다이어트
효과까지 기대할 수 있다.

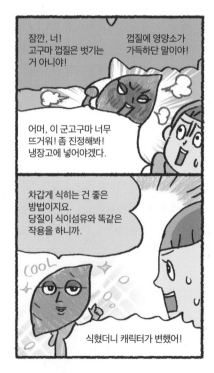

120

RECIPE

대충이의 대충 요리법

☑ 간단 군고구마

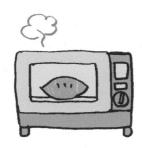

만드는 방법(만들기 쉬운 분량)
중간 크기의 고구마 1개를 깨끗이 씻어 젖은 상태 그대로 오븐 토스터기에 넣는다. 한쪽 면을 15분 동안 구운 후 뒤집어서 다시 15분 동안 구워 그대로 두고 남은 열로 익힌다.

• 고구마 크기에 따라 굽는 시간은 조절한다.

다이어트에는 강력한 적군으로 알려진 군고구마! 그러나 많이 먹지만 않으면 건강한 간식이 될 수 있다. 구운 후 한동안 그대로 두면 남은 열기로 더 부드럽게 익으면서 단맛도 훨~씬 깊어진다. 구울 때 탈 것 같으면 알루미늄 호일로 덮어서 구우면 된다.

FOOD

☑ 잘 어울리는 식재료

단백질이 풍부한 두유나 클로로겐산이 함유된 커피와 함께 먹으면
혈당치를 억제하는 효과가 있다.

두유

대두 단백질의 감량효과가 더해져
두 배의 다이어트 효과를 낼 수
있다. 맛의 궁합도 최고!

커피

고구마와 커피 모두 클로로겐산이
풍부하여 항산화 효과가 흘러
넘치게 가득한 조합이 된다.

03

APPLE
사과

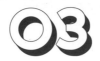

생으로, 껍질째 와삭와삭~
꼭꼭 씹어서 먹으면 뱃속도 대만족!

껍질째, 생 것 100g당	
에너지	61 ㎉
식이섬유	1.9g
칼륨	120mg

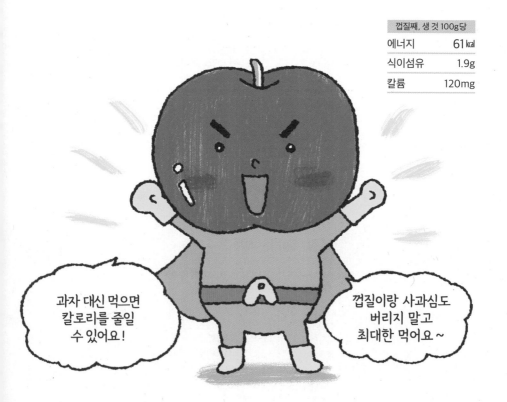

과자 대신 먹으면
칼로리를 줄일
수 있어요!

껍질이랑 사과심도
버리지 말고
최대한 먹어요~

EFFECT

☑ 도움되는 성분과 효능

애플펙틴

변비와 설사에 모두 효과적!

'사과펙틴'이라고도 불리는 수용성 식이섬유이다. 물에 녹아서 젤리 형태로 응고되어 변비일 때에는 변을 부드럽게 하고, 설사를 할 때에는 장벽에 막을 쳐서 점막을 보호한다. 즉, 묽은 변은 딱딱하게 딱딱한 변은 부드럽게 한다. 유익균만 증가시켜 장 건강 개선에 도움을 준다.

사과 폴리페놀

'프로시아니딘'을 비롯한 다양한 폴리페놀 함유.

사과에 들어 있는 폴리페놀을 모두 일컫는다. 주성분인 프로시아니딘 외에도 카테킨, 클로로겐산 등이 들어 있다. 강력한 항산화 작용으로 활성산소를 제거하고 피의 흐름을 개선하며, 지방흡수를 억제하는 효능도 있다.

유기산

에너지 대사를 활성화하고, 피로회복을 돕는다.

사과산 외에 구연산도 풍부하게 들어 있다. 음식물을 에너지로 변환하는 '구연산 회로'를 활발하게 가동시키는 작용을 하여, 피로회복은 물론이고 위 운동이나 혈행을 좋게 하는 효과도 기대할 수 있다.

☑ 득이 되는 섭취법+잘못된 섭취법

'하루에 사과 한 개를 먹으면 의사가 필요 없다'는 속담이 있을 정도로 사과의 건강효과는 널리 알려져 있으며 이에 못지 않게 다이어트 효과도 뛰어나다. 사과 1/2개는 약 84Kcal로 열량이 낮으며, 아삭거리는 씹는 맛도 좋아 공복에 먹으면 포만감을 얻을 수 있다. 애플펙틴과 사과 폴리페놀이라는 유효성분은 껍질, 껍질과 속살 사이에 많이 함유되어 있으므로 사과껍질을 벗기면 건강 효과가 감소한다. 사과심 주위에도 영양이 풍부하므로 가능하면 알뜰하게 발라 먹는 것이 좋다.

강력한 항산화력을 자랑하는 사과 폴리페놀인 프로시아니딘은 열에 약하기 때문에 생으로 먹고, 자른 사과는 바로 먹는 것이 좋다. 사과가 가진 유효성분은 몸속에서 지속되는 힘이 약하기 때문에 하루에 여러 번 나눠서 사과를 먹는 방법을 추천한다.

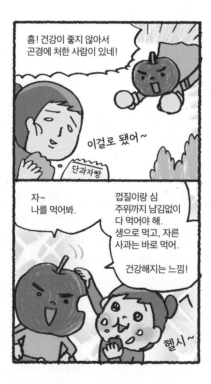

CAUTION

124

RECIPE

대충이의 대충 요리법

☑ 사과 콩가루 요거트

껍질째 자른 사과

콩가루 등

요구르트

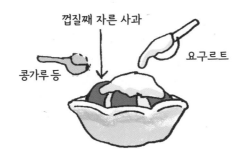

만드는 법(1인분)
껍질째 먹기 좋게 자른 사과 1/4개에
요거트를 적당량 뿌리고 취향에 따라
콩비지 파우더나 콩가루를 올린다.
사과는 껍질째 갈아서 사용해도 좋다.

콩비지 파우더(콩가루)는 미리 요거트와 섞으면
먹기 좋은 상태가 된다. 사과의 단맛으로 요거트의
시큼한 맛은 부드러워지고, 애플펙틴이 장 건강
개선에 도움을 준다. 콩비지 파우더(콩가루)를
더하면 단백질도 보충할 수 있다.

FOOD

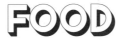

☑ 잘 어울리는 식재료

사과 특유의 유효 성분이 발효식품과 항산화 비타민의 효능을 더 좋게 한다.

요구르트
사과와 발효식품을 조합하면
장 속 유익균을 증가시켜
변비해소에 아주 좋다.

레몬
레몬즙을 짜서 사과에
뿌리면 산화로 일어나는
변색을 막는다.

MANDARIN

귤

겉껍질만 벗기고 통째로 먹어야
식이섬유를 모두 섭취하지요~

온주밀감(일반 귤) 생 것 100g당	
에너지	46 kcal
비타민 C	32 ㎎
비타민 A	84 ㎎

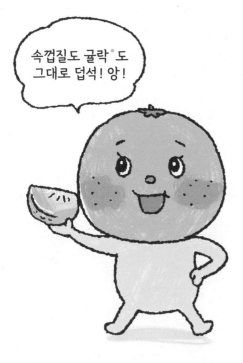

속껍질도 귤락°도
그대로 덥석! 앙!

·귤락
귤 겉껍질 안쪽에 그물 모양으로 생긴 하얀 섬유질을 뜻하는 말로,
정확한 명칭은 '알베도층'이다.

CAUTION

☑ 득이 되는 섭취법+잘못된 섭취법

귤(온주밀감)은 과일 중에서도 영양가가 높고,
수용성 식이섬유인 펙틴과 항산화 비타민인
비타민C 등이 풍부하게 들어 있다. 게다가
단맛이 나는 후식이나 간식 못지 않게 달콤한
맛을 자랑하지만 칼로리는 낮다. 100g당
약 46Kcal에 불과하므로 다이어트 중에
간식으로 2~3개 정도는 먹어도 괜찮다.
속껍질과 귤락에는 모두 헤스페리딘과
식이섬유가 풍부하므로 제거하지 말고 그대로
먹는다. 비타민C의 효과는 3시간 정도
지속되고, 이후에는 급격히 떨어지므로, 하루에
일정 분량씩 나누어 꼼꼼하게 챙겨 먹는 것도
좋은 방법이다.

EFFECT

☑ 도움되는 성분과 그 효능

(비타민C) (β-크립토키산틴) (헤스페리딘)

주목할 만한 색소 성분에 신체기능을 유지시키는 효능이 있다.

몸속에서 비타민A로 바뀌는 황색 색소인 β-크립토키산틴, 폴리페놀의 한 종류인 헤스페리딘은 귤에 들어 있는 비타민C와 상승효과를 발휘하여 항산화력을 더욱 더 강력하게 한다. 황색 색소는 골다공증 예방에도 효과가 있다. 피로회복에 도움이 되는 구연산이 들어 있어 에너지를 만들어내며 몸속에 지방이 쌓이는 것도 억제한다.

FOOD

☑ 잘 어울리는 식재료

우유

귤 속의 구연산이 우유의 칼슘 흡수를 돕는다.

RECIPE

☑ 얼린 귤

만드는 방법(1인분)

귤 1~2개를 껍질째 깨끗하게 씻어 랩을 깐 트레이에 올려 냉동실에 넣고 얼린다. 얼린 귤을 꺼내 물에 재빨리 담갔다가 건져 다시 얼린다. 두 번 얼린 귤은 비닐봉지에 넣어 보관한다. 껍질을 벗긴 후 얼려도 좋다.

• 물에 담갔다 꺼내서 다시 얼리는 이유는 귤표면에 얼음막이 생겨 냉동에 의한 건조를 막기 때문이다.

05

STRAWBERRY

딸기

꼭지가 달린 채로 씻어야
영양소를 지킬 수 있어요!

생 것 100g당	
에너지	34 kcal
비타민 C	62 mg
식이섬유	1.4 mg

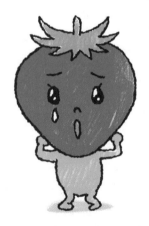

☑ 득이 되는 섭취법+잘못된 섭취법

딸기의 비타민C 함유량은 레몬, 키위 다음으로 많고, 껍질을
벗기는 번거로움 없이 손쉽게 먹을 수 있어 좋다. 딸기 한 알은
5Kcal, 당질은 1.0g으로 저칼로리 과일이다. 저당질의 딸기는
다이어트 중에 먹을 수 있는 디저트로 가장 좋은 식품이다.
딸기 꼭지를 떼고 물에 씻으면 비타민C를 비롯한 수용성
영양소가 빠져나가니 주의해야 한다. 딸기는 얼려도 되지만
해동할 때 유익한 수용성 성분이 액체로 녹아나오므로 그
액체까지 버리지 말고 먹도록 한다.

EFFECT

☑ 도움되는 성분과 그 효능 비타민 C 딸기 폴리페놀

필요한 비타민C를 손쉽게 섭취할 수 있다.
비타민C가 풍부하여 5~6알만 먹어도 하루에 필요한 비타민 섭취량을
채울 수 있다. 선명한 빨간색은 색소성분인 안토시아닌에 의한 것이다.
딸기에 함유된 폴리페놀이 몸속에 지방이 쌓이는 것을 억제하는 작용이
있는 것으로 보여 한창 연구 중이다.

BANANA
바나나

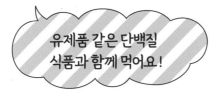
유제품 같은 단백질
식품과 함께 먹어요!

생 것 100g당	
에너지	86 ㎉
칼륨	360 ㎎
식이섬유	1.1g

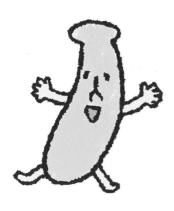

☑ 득이 되는 섭취법+잘못된 섭취법

자주 먹는 과일 제1위에 15년 연속으로 뽑힌 '바나나'는 다양한
종류의 비타민, 미네랄, 식이섬유 같은 영양소로 가득하다.
빠르게 에너지로 이용할 수 있는 여러 종류의 당이 함유되어
있는 만큼 당질함량이 높은 편이다.
바나나를 먹을 때에는 다른 당질 식품을 줄이고, 단백질 식품과
함께 먹는 것이 좋다. 또한 스트레스 완화에 도움을 주는
세로토닌의 재료가 되는 트립토판이라는 아미노산이 풍부한데
유제품이나 참깨와 함께 먹으면 효과가 높아진다.

EFFECT

☑ 도움되는 성분과 그 효능 (GABA) (칼륨)

혈압을 낮추는 성분과 미네랄, 비타민을 함유하고 있다.
부기를 방지하는 칼륨, 단백질의 대사를 돕는 비타민B6, 장 건강을
유지하는 식이섬유를 함유하고 있다. 최근에는 혈압을 낮추는 효능이
있는 GABA 성분이 들어 있어 기능성 표시 식품으로 판매되는 별도의
종류도 등장하였다.

07

KIWI
키위

요구르트와 함께 먹으면 장 건강을 개선할 수 있어요!

그린 키위, 생 것 100g	
에너지	53Kcal
식이섬유	2.5g
비타민 C	69mg

☑ 득이 되는 섭취법+잘못된 섭취법

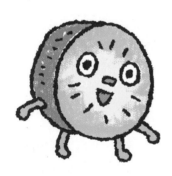

그린 키위와 더불어 단맛이 강한 골드 키위까지 등장하고, 높은 영양가까지 인정되어 단번에 인기 과일로 등극한 키위! 1개를 통째로 먹어도 50Kcal 이하이므로, 간식으로 딱 좋은 과일이다. 믹서기를 사용하지 않고 아주 쉽게 '귀차니스트의 스무디'를 만들 수 있다.

지퍼백에 껍질 벗겨 자른 키위, 우유 또는 두유, 요거트, 꿀을 넣고 손으로 으깬 후 조물조물 섞기만 하면 완성! 식이섬유가 유제품의 칼슘 흡수율을 높이고, 발효식품이 식이섬유와 더불어 상승효과를 일으켜 장 건강을 개선한다.

EFFECT

☑ 도움되는 성분과 그 효능 `식이섬유` `비타민 C` `비타민 E`

영양소의 종류와 양 모두 과일 중에서 1등!

그린 키위는 식이섬유가 풍부하고, 골드 키위는 비타민C가 그린 키위의 2배이며 비타민E도 풍부하다. '조혈비타민'이라고 불리며, 부족하면 빈혈의 원인이 되는 엽산은 그린 키위와 골드 키위 모두 함유하고 있다.

BLUEBERRY

블루베리

얼려 먹으면 아이스크림
부럽지 않아요!

생 것 100g당	
에너지	49Kcal
식이섬유	3.3g
비타민E	1.7mg

☑ 득이 되는 섭취법+잘못된 섭취법

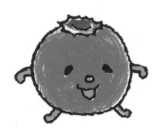

열매는 작지만 식이섬유의 양은 1등급인 과일이다. 수용성
식이섬유와 불용성 식이섬유가 모두 들어 있어 포만감을
주고 장 건강을 개선한다. 항산화 물질인 안토시아닌이
지방세포의 증가를 방지하는 효능과 맞물려 다이어트에
도움을 준다.
껍질째 먹을 수 있는 점도 매력적이다. 얼리면 재빨리
아이스크림으로 변신한다. 해동할 때 녹아 나오는
액체에는 수용성 안토시아닌 같은 영양소가 함유되어
있으니 요거트 등에 토핑으로 올려 그대로 먹으면 좋다.

EFFECT

☑ 도움되는 성분과 그 효능 안토시아닌 식이섬유

보라색의 천연색소가 다양한 건강 효과와 효능의 근원.

'눈에 좋은 폴리페놀'로 알려진 안토시아닌은 보라색의 천연색소로 눈의
피로를 풀어주고 시력 유지에 도움을 주며, 몸속에 지방이 쌓이는 것을
방지하는 효능까지 기대할 수 있다. 수용성 식이섬유, 불용성 식이섬유,
비타민E도 함유하고 있다.

씹는 맛, 달콤함, 포만감 모두 드려요!
스트레스 줄이는 현명한 간식 6

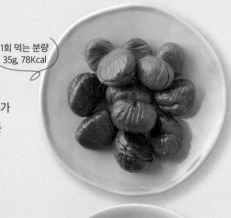

1회 먹는 분량
35g, 78Kcal

맛밤

지질이 적고, 당질의 연소를
촉진하는 비타민B군과 식이섬유가
풍부하다. 껍질 벗긴 밤으로 만든
맛밤 1봉지는 다 먹어도 열량이
낮으므로 다이어트 중이라도
죄책감을 느낄 필요가 없다.

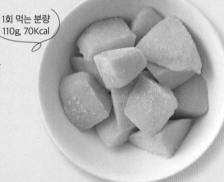

1회 먹는 분량
110g, 70Kcal

냉동 망고

편의점과 마트의 숨은 인기상품.
식이섬유, β-카로틴 등을 섭취할
수 있다. 단맛이 강해서 달콤한
음식에 대한 만족감을 채울 수
있고, 아이스크림보다는
칼로리가 낮아서 이득이다.

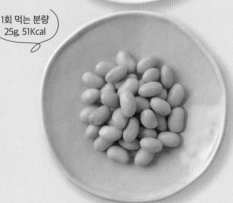

1회 먹는 분량
25g, 51Kcal

찐 콩

출출할 때 먹기 좋은 간식이다.
물에 삶지 않고 쪘기 때문에
수용성 영양소를 놓치지 않고
섭취할 수 있다. 콩 유래의 천연
올리고당, 식이섬유, 이소플라본
등도 풍부하다.

섭취 칼로리를 잘 조절할 수 있다면 하루에 [세 끼 식사+1~2회의 간식]을 먹는 것이 다이어트에
효과적이다. 단, 과식은 금물! 간식은 하루 섭취 에너지양의 10% 이내를 기준으로(100~200Kcal),
식이섬유가 풍부하고 포만감이 오래가는 식품을 고르는 것이 좋다. 이번에 소개하는 간식은 단백질이
풍부한 두유나 우유 같은 음료와 함께 먹으면 적은 양이라도 만족감을 느낄 수 있다.

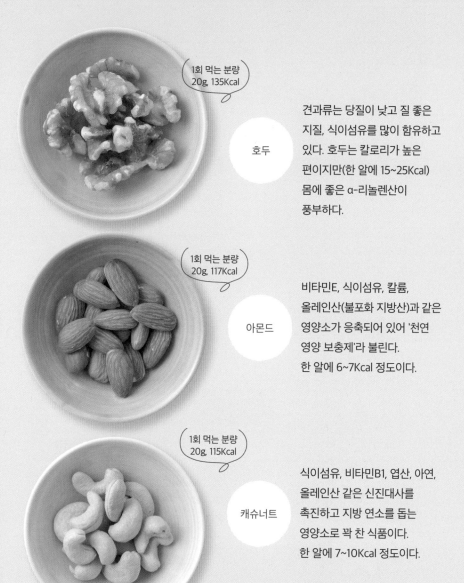

1회 먹는 분량
20g, 135Kcal

호두

견과류는 당질이 낮고 질 좋은
지질, 식이섬유를 많이 함유하고
있다. 호두는 칼로리가 높은
편이지만(한 알에 15~25Kcal)
몸에 좋은 α-리놀렌산이
풍부하다.

1회 먹는 분량
20g, 117Kcal

아몬드

비타민E, 식이섬유, 칼륨,
올레인산(불포화 지방산)과 같은
영양소가 축적되어 있어 '천연
영양 보충제'라 불린다.
한 알에 6~7Kcal 정도이다.

1회 먹는 분량
20g, 115Kcal

캐슈너트

식이섬유, 비타민B1, 엽산, 아연,
올레인산 같은 신진대사를
촉진하고 지방 연소를 돕는
영양소로 꽉 찬 식품이다.
한 알에 7~10Kcal 정도이다.

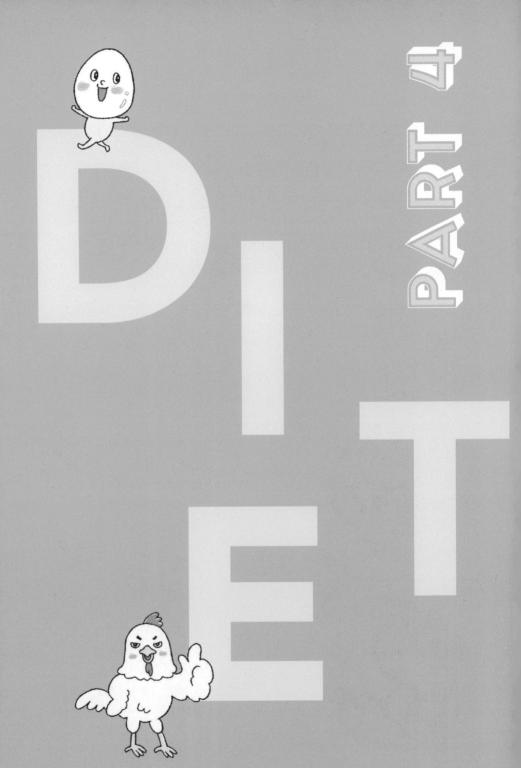

DIET

PART 4

다이어트에 생기와 활기를 주는 달걀·육류·기름류

7

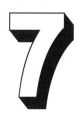

근육의 재료가 되는 단백질이 풍부한 육류와 달걀, 에너지원인 동시에 세포막과 호르몬을 만드는 성분인 기름 종류도 '예쁘게 살을 빼기 위해서' 꼭 필요한 식품이다. 과잉 섭취하면 비만의 원인이 되지만 극단적으로 줄이면 근력이 감소하여 지방을 연소하기 어려운 몸이 되고, 피부가 푸석푸석해지는 등의 부작용이 생길 수 있다. 고기는 섭취하는 양뿐만 아니라 '부위'에 주의해야 한다. 기름은 '종류'를 잘 살펴보고 깐깐하게 고르는 것이 중요하다. 다이어트에 꼭 필요한 영양소인 비타민과 미네랄이 풍부한 채소와 함께 섭취하면 다이어트 중일지라도 몸과 피부 모두 건강하게 유지할 수 있다.

POINT

☑ 다이어트 중에 꼭 알아야 할 육류와 기름 칼로리

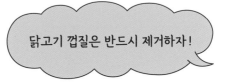

닭고기 껍질은 반드시 제거하자!

칼로리는 낮고, 피로회복 성분이 풍부한 것으로 알려져 화제가 된 닭가슴살은
다이어트 중에 단백질 공급원으로 아주 좋은 식품이다. 단, 껍질은 열량이 상당히
높은 편이니, 반드시 제거하고 조리해야 함을 잊어서는 안 된다.

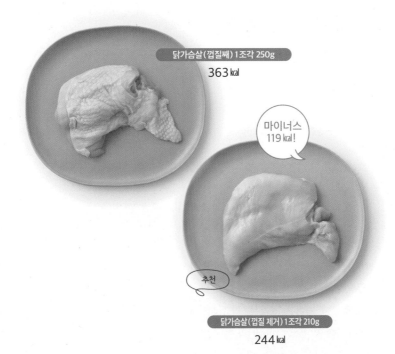

닭가슴살 (껍질째) 1조각 250g

363 kcal

마이너스
119 kcal!

추천

닭가슴살 (껍질 제거) 1조각 210g

244 kcal

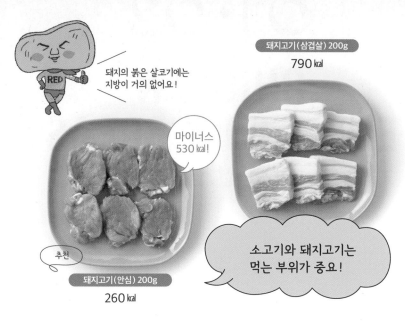

돼지고기(삼겹살) 200g
790 kcal

돼지의 붉은 살코기에는
지방이 거의 없어요!

마이너스
530 kcal!

추천
돼지고기(안심) 200g
260 kcal

소고기와 돼지고기는
먹는 부위가 중요!

소고기와 돼지고기도 부위만 제대로 선택한다면 다이어트 중에 먹어도 괜찮다.
돼지고기는 삼겹살보다 안심을 선택하는 것이 좋다. 한눈에 구분하는 방법은
'흰(=비계)'부분 보다 '붉은' 살코기를 고르는 것이다.

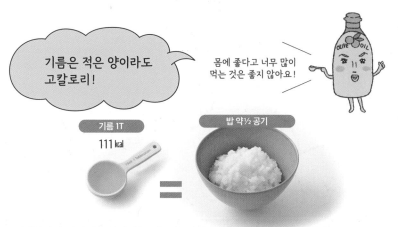

기름은 적은 양이라도
고칼로리!

몸에 좋다고 너무 많이
먹는 것은 좋지 않아요!

기름 1T
111 kcal

밥 약 ½ 공기

=

들기름이나 아마씨 오일처럼 '몸에 좋은 기름'도 다른 기름과 똑같이 열량은
높다. 적당한 하루 섭취량은 1작은술 정도로 과잉섭취는 금물이다. 가열해서
먹는 경우라면 열에 강한 올리브 오일이 좋다.

01·02

CHICKEN TENDERLOIN, BREAST

닭가슴살, 닭안심

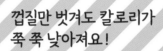

껍질만 벗겨도 칼로리가
쭉 쭉 낮아져요!

닭가슴살(껍질 제거), 생 것 100g당	
에너지	116 kcal
단백질	23.3g

닭안심, 생 것100g당	
에너지	109 kcal
단백질	23.9g

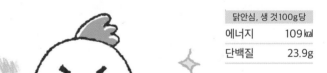

항산화 작용과
피로를 물리치는
성분이 듬뿍!

기름을 쓰지 말고
삶거나 쪄서
먹어요 ~

EFFECT

☑ 도움되는 성분과 효능

이미다졸 펩타이드

근육에 들어 있는 항산화·항피로 성분.

긴 거리를 날아서 이동하는 철새, 물속에서 계속 헤엄치는 회유어(回游魚) 등의 근육조직에 많이 함유되어 있는데 닭가슴살에 특히 풍부하다. 세포의 산화를 방지하는 항산화 작용이 탁월해 지칠 줄 모르는 생생하고 활기찬 몸을 만드는 데 도움이 된다.

비타민B6

단백질의 대사를 돕고 피부를 건강하게 만든다.

단백질을 에너지로 변환하는 대사과정에서 '보조효소(코엔자임)'로써 작용하는 비타민이다. 지질 대사에도 관여하므로 다이어트 중에 없어서는 안 되는 영양소이다. GABA나 세로토닌의 합성 같은 신경전달과 정신건강에도 관여한다.

판토텐산

당질과 지질의 대사를 돕는 믿음직한 일꾼.

비타민B군의 한 종류이다. 비타민B1과 함께 당 대사의 중심이 되는 영양소이며, 지질대사에서는 비타민B2와 협력하는 보조효소의 역할을 한다. 비타민C의 활동을 도와 피부와 머리카락을 만드는 단백질 합성에 꼭 필요한 물질이다.

☑ 득이 되는 섭취법＋잘못된 섭취법

고단백에 칼로리는 낮고 가격이 부담스럽지 않아 장바구니 살림에 도움이 되는
닭가슴살과 닭안심은 다이어트 중의 든든한 지원군이라고 할 수 있다. 근육이나
머리카락, 피부의 재료가 되는 질 좋은 단백질이 풍부하며 혈당치를 높이는 당질은
거의 들어있지 않다(닭안심은 당질 제로!).
건강에 도움이 되는 닭고기도 껍질의 유무에 따라 1조각당 약 119Kcal나 차이가
나므로 주의해야 한다. 껍질 부위의 지방은 깔끔하게 떼어내는 것이 좋다. 이미다졸
펩타이드와 비타민B6는 수용성이므로 닭고기를 삶은 육수는 국물요리로 만들어
남김없이 모두 섭취하도록 한다. 지질을 함유하지 않아 퍽퍽한 식감이 나기 쉽지만
국물과 함께라면 먹기에도 좋다. 채소와 함께 찌거나 아주 적은 양의 밀가루나
녹말가루를 뿌려 수분을 제거한 다음 조리하면 촉촉한 식감을 유지할 수 있다.

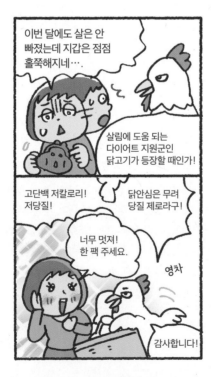

140

RECIPE

대충이의 대충 요리법

☑ 간단 샐러드 치킨

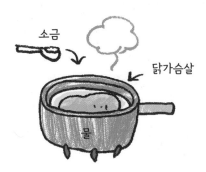

소금

닭가슴살

물

• 샐러드 치킨
찐 닭가슴살에 허브, 레몬, 마늘, 스모크향 등으로 풍미를 더한 가공식품. 찢어서 채소 위에 올려 샐러드 재료로 사용할 수 있다. 닭가슴살이 주재료로 지질과 칼로리는 낮고 고단백 식품으로 건강을 생각하는 사람들이 즐겨 찾는다. 우리나라 편의점이나 마트에서 판매하는 가공 닭가슴살과 비슷하다.

만드는 방법(닭가슴살 1조각 분량)
물 1리터에 소금 1작은술과 껍질 벗긴 닭가슴살 1조각을 넣고 끓으면 바로 불을 끈다. 그대로 40분 정도 두고 남은 열로 익힌다. 닭가슴살 양이 늘어나면 같은 비율로 물과 소금의 양도 늘려서 조리한다.

닭고기를 익힌 국물은 수용성 영양소가 녹아있기 때문에 그냥 버리기엔 아깝다. 물을 더 넣고 닭육수맛 가루(조미료), 간장, 후추 등으로 간을 맞추면 맛있는 국물이 완성된다. 취향에 따라 미역, 송송 썬 대파, 통깨 등을 더하면 된다.

FOOD

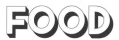

☑ 잘 어울리는 식재료

닭고기의 질 좋은 단백질을 몸속에서 제대로 대사하여 활용하기 위해서는 비타민B6가 필수이다.

홍피망
비타민B6와 비타민C가 풍부하게 함유되어 있다. 쓴맛이 나지 않아 생으로도 먹을 수 있다.

브로콜리
비타민B6와 비타민C가 다량 함유되어 있다. 근육을 만드는 데 필요한 최고의 파트너!

RED MEAT
붉은 살코기(돼지, 소, 양, 말)

지방이 많은 부분과 비교하면
100g에 최대 350Kcal나 차이가 납니다!

돼지 안심, 생 것 100g당	
에너지	130 kcal

와규 안심, 생 것 100g당	
에너지	223 kcal

양고기 다리살(비계 붙은 것), 생 것 100g당	
에너지	198 kcal

말고기, 생 것 100g당	
에너지	110 kcal

씹는 맛이 아주 좋고,
씹으면 씹을수록
뱃속이 든든!

삶은 고기는
영양 손실이 생겨서
아까워~

EFFECT

☑ 도움되는 성분과 효능

비타민B군	**돼지의 붉은 살코기를 통해 효율적으로 보충한다.** 비타민B1·B2·B12와 같은 비타민B군은 서로 협력하여 영양소를 에너지로 만들어내는 '보조효소(코엔자임)'의 역할을 담당한다. 돼지고기, 소고기, 양고기의 순서로 비타민B군이 골고루 많이 함유되어 있다.
카르니틴	**양의 붉은 살코기에 듬뿍! 지방의 축적을 억제한다!** 아미노산의 한 종류로 체지방이 쌓이는 것을 억제하여 다이어트에 도움이 되는 성분으로 알려져 있다. 우리 몸속에 있는 지방을 태우는 '에너지 공장'인 근육조직으로 지방을 운반하는 역할을 한다. 양과 소의 붉은 살코기에 많이 함유되어 있다.
철분, 아연	**건강하게 살을 뺄 수 있도록 응원하는 미네랄.** 다이어트 중에 부족하기 쉬운 미네랄인 철분과 아연은 붉은 살코기를 통해 섭취할 수 있다. 빈혈을 예방하고 정신을 안정시키는데 필요한 철분은 말고기(다음으로는 소고기, 양고기), 면역력 향상에 중요한 아연은 소고기(다음으로는 돼지고기, 양고기)에 많이 함유되어 있다.

☑ 득이 되는 섭취법 + 잘못된 섭취법

육류는 단백질 공급원이지만 돼지 삼겹살이나 소의 등심처럼 지방이 많은 부위는
칼로리가 꽤 높다. 돼지 삼겹살은 100g에 불과한 양이 395Kcal, 와규 우삼겹은
517Kcal나 된다. 그러니 다이어트 중이라면 '붉은 살코기'를 선택해야 한다.
지방이 적고 칼로리가 낮은데 다이어트에 도움을 주는 카르니틴까지 섭취할 수
있기 때문이다. 고기를 삶아 익히는 조리법은 언뜻 건강한 것 같지만, 비타민B군
같은 수용성 성분이 물에 녹아날 수 있으니 좋은 방법은 아니다. 삶아서 먹고자
한다면 국물에 뜨는 기름을 제거하고, 국물과 고기를 모두 먹는다. 근육이 많은
붉은 살코기는 씹는 맛이 좋아 자연스럽게 저작 운동이 된다. 식사 처음에 고기를
먼저 꼭꼭 씹어 먹으면 적은 양이라도 금세 포만감을 느낄 수 있다. 채소부터 먹는
'채소 먼저(first)'보다 만족감을 높일 수 있다.

RECIPE

대충이의 대충 요리법

☑ 데리야키 소스 돼지고기 레인지 찜

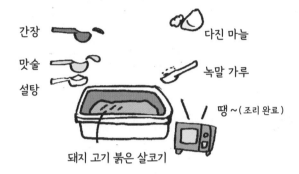

간장

맛술

설탕

다진 마늘

녹말 가루

땡~ (조리 완료)

돼지 고기 붉은 살코기

만드는 방법(1인분)

되도록 붉은 살코기 부분이 많은 돼지고기 100g을 준비해 얇게 썬다. 간장, 맛술, 설탕, 다진 마늘, 녹말 가루를 1작은술씩 넣고 버무린 후 내열용기에 담아 랩을 씌운다. 전자레인지에서 약 2분 동안 가열한다. 돼지고기가 덜 익었으면 젓가락으로 재료를 골고루 섞은 후 다시 1~2분 동안 가열한다. 취향에 따라 얇게 썬 양파를 넣어도 좋다. 손으로 찢은 양배추를 듬뿍 곁들여서 먹는다.

FOOD

☑ 잘 어울리는 식재료

질 좋은 단백질과 비타민C를 함께 섭취하면 콜라겐 생성에 도움이 된다.

양배추

비타민C가 풍부한 양배추는
고기의 가장 좋은 친구!

사과식초

식초에 고기를 살짝 재우면 누린내
제거에 효과적이다. 청주나 와인 등을
사용해도 좋다.

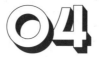

EGG
달걀

든든함이 오래가는 완숙 달걀을 추천합니다!

전란, 생 것 100g당	
에너지	156 ㎉
단백질	12.4g
비타민 A	210 ㎍

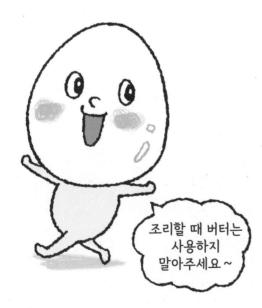

조리할 때 버터는 사용하지 말아주세요 ~

CAUTION

☑ 득이 되는 섭취법＋잘못된 섭취법

달걀은 비타민C와 식이섬유를 제외한 거의 모든 영양소를 함유하고 있다. 고기와 동등할만큼 우수한 단백질 공급원인데 1개의 열량이 약 78Kcal로 낮은 것도 장점이다. 고기와 마찬가지로 가열하면 소화하는데 시간이 걸리므로 위의 기능이 약하다면 반숙란을 추천하지만, 다이어트 중에는 단연 완숙란을 먹는게 낫다.

포만감이 오래가므로 무엇인가 먹고 싶은 욕구가 생겨 힘들 때에는 충분한 수분과 함께 삶은 달걀을 먹으면 도움이 된다. 버터를 듬뿍 넣어 만든 달걀 요리는 에너지 과잉섭취의 원인이 되므로 주의가 필요하다!

EFFECT

☑ 도움되는 성분과 그 효능

(비타민B군)　(레시틴)　(철분, 아연)

영양이 풍부한 노른자와 칼로리가 낮은 흰자.

달걀은 완전 식품이라고 불릴 정도로 온갖 영양소가 풍부하다. 특히
달걀노른자에는 지질과 당질의 대사를 촉진하는 비타민B군은
물론이고 비타민A와 비타민D, 면역에 관여하는 셀레늄이 많이
함유되어 있다. 뇌를 건강하게 만드는 효과로 주목받고 있는 레시틴,
철분, 아연 등도 함유되어 있다. 달걀흰자는 저칼로리에 지방 함유량은
낮으면서 질 좋은 단백질 공급원이다.

대충이의 대충 요리법

FOOD

☑ 잘 어울리는 식재료

풋콩
달걀에 없는 비타민C와
식이섬유를 보충할 수 있어
영양만점!

RECIPE

☑ 전자레인지 스크램블드 에그

만드는 방법(1인분)
내열용기에 달걀 1개, 우유
2작은술, 소금, 후추를 약간씩
넣고 잘 섞는다. 전자레인지에서
30초씩 가열하여 포크로
자르듯이 섞으며 좋아하는
굳기가 될 때까지 익힌다.

05

OLIVE OIL
올리브 오일

온몸에 윤기를 주는 오일로
산화와 열에 강해요~

100g당	
에너지	921 kcal
비타민 E	7.4mg
비타민 K	42 µg

CAUTION

☑ 득이 되는 섭취법 + 잘못된 섭취법

올리브 오일은 버터나 라드와 같은 동물성
지방과는 다르게 상온에서 굳지 않는 불포화
지방산 기름이다. 올리브 오일에는 불포화
지방산 중에서도 오메가9계인 올레인산이
풍부하여 건강효과가 아주 뛰어나다. 그러나
올리브 오일 1큰술은 111Kcal! '조금 많이
넣었나봐'라고 느끼는 순간 이미
100Kcal를 넘겼을 수 있다.

올리브 오일을 생으로 먹는다면 하루
1작은술이면 충분하다. 또 올리브 오일은
비교적 열에 강해서 볶음이나 튀김 요리에
사용해도 유효성분의 감소가 적은 편이다.
볶음 요리를 할 때 재료가 탈 것 같으면 기름
대신 물을 보충하면 칼로리를 낮출 수 있다.

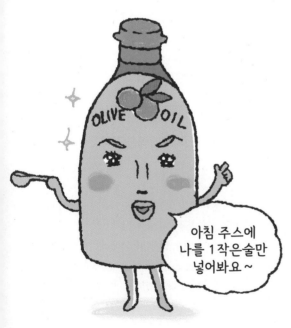

아침 주스에
나를 1작은술만
넣어봐요~

EFFECT

☑ 도움되는 성분과 그 효능

(올레인산) (비타민E) (폴리페놀)

주성분인 올레인산이 피를 맑게 한다.
올리브 오일의 주성분인 올레인산은 내장지방과 관련이 높은 혈중
콜레스테롤을 정상으로 유지하는 기능이 우수하다. '몸에 좋은 기름'인
리놀산과 리놀렌산을 함유하고 있다. 젊음을 되찾는 비타민이라고
불리는 비타민E는 물론이고, 쓴맛과 매운맛 성분인 폴리페놀이
30종류 이상이나 들어 있어 강력한 항산화 작용을 발휘한다.

대충이의 대충 요리법

FOOD

☑ 잘 어울리는 식재료

낫토
지질대사를 촉진하는
비타민B2가 풍부한 식재료와
함께 섭취하면 아주 좋다.

RECIPE

☑ 잎새버섯 페페론치노

만드는 방법(1인분)
올리브 오일 1작은술, 다진
마늘과 페페론치노 약간씩을
팬에 넣고 볶아 향을 낸 후
먹기 좋게 찢은 잎새버섯
1팩을 넣는다. 화이트 와인
1큰술을 넣고 소금, 후추,
간장으로 간을 맞춘다.

06·07

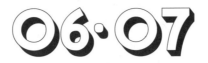

PERILLASEED, LINSEED OIL
들기름, 아마씨 오일

'예쁘게 살 빠지는 기름'은
가열하지 말고 생으로 먹어요~

두 가지 오일 모두 100g당	
에너지	921 ㎉

CAUTION

아마씨 오일   들기름

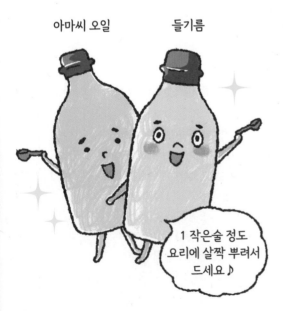

1 작은술 정도
요리에 살짝 뿌려서
드세요♪

☑ 득이 되는 섭취법+잘못된 섭취법

식물의 씨에서 기름을 짜낸 들기름과 아마씨
오일에는 우리 몸에 부족하기 쉬운
오메가3계 지방산이 풍부하다. 현대인은
식용유, 참기름 같은 오메가6계 지방산을
과잉 섭취하는 경향이 있기에, 오메가3계
지방산을 일부러 챙겨서 섭취하지 않으면 몸
속에서 염증반응이 일어나기 쉽고, 질병의
원인이 될 수도 있다.

들기름, 아마씨 오일 같은 종류는 산화되기
쉽고 열에 약한 성질이 있어 생으로 먹어야
한다. 샐러드와 두부, 낫토, 요거트 등에 '살짝
뿌려' 먹는 것을 추천한다. 그러나 일단은
'기름'이기 때문에 다이어트 중이라면 하루
1작은술 정도면 충분한 양이다.

EFFECT

☑ 도움되는 성분과 효능

(α-리놀렌산(알파 리놀렌산)) (비타민E)

정신건강과 미용에 모두 좋은 α-리놀렌산.

주성분인 α-리놀렌산은 우리 몸속에서 합성되지 않는 필수지방산의 한
종류이다. 여러 가지 건강효과가 있는데 정신건강에 도움을 주고 피부에
윤기를 더하는 미용적인 측면에도 효능을 발휘한다. 강한 항산화 작용을
하는 비타민E도 함유하고 있다. 활성산소가 일으키는 손상으로부터 세포를
지켜 생생하고 활기찬 몸을 만드는 데에도 도움이 된다.

대충이의 대충 요리법

FOOD

☑ 잘 어울리는 식재료

브로콜리

지질의 산화를 막는
β-카로틴과 비타민E를 함유한
식재료와 함께 먹는 것이 좋다.

RECIPE

☑ 들기름 참깨 드레싱

만드는 방법(만들기 쉬운 분량)

들기름과 참기름 1/2큰술씩에
깨소금, 간장, 식초를 1큰술씩
넣어 잘 섞으면 완성.
비타민E와 세사민(sesamin)이
풍부한 참기름을 넣어 섞으면
들기름의 산화를 방지할 수
있다.

양은 적어도 칼로리는 높다!
다이어트 중에 주의해야 할 고기와 기름 3

NG
소시지

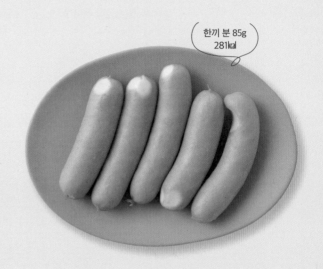

한끼 분 85g
281kcal

돼지고기나 소고기 다짐육에
향신료를 넣고 반죽해 양의 창자
등에 채워 넣은 식육가공품.
1개(20g) 평균 50Kcal 이상으로
열량이 높은 편이다. 첨가물의
유무도 반드시 확인할 것.

NG
베이컨

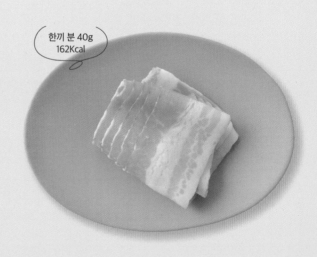

한끼 분 40g
162Kcal

돼지고기가 원료인 가공품으로
대부분 삼겹살로 만들기 때문에
다리살로 만든 햄보다 지방과
염분의 함량이 높다. 특유의 맛이
강해서 잘게 다져도 존재감이
확실하게 느껴진다.

다이어트를 할 때에는 가공처리한 육류 제품인 베이컨, 소시지, 햄, 콘비프, 살라미 그리고 기름 중에 버터 같은 고지방, 고칼로리 식품은 피하는 것이 최선이다. 단, 완전히 끊기 보다는 채소를 더 맛있게 먹기 위한 조력자로 조금만 사용하는 것이라면 당연히 OK!

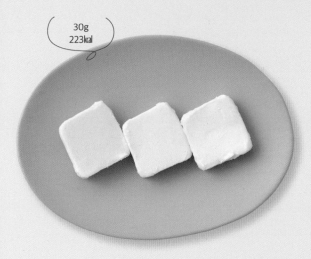

30g
223kcal

NG
버터

우유의 지방분을 개어서 굳힌 유가공품이다. 지방이 80% 이상이기 때문에 10g에 불과한 양의 열량이 약 75Kcal나 된다. 식물성 지방이 주성분인 마가린도 열량이 높기는 마찬가지이다.

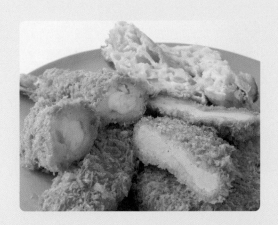

NG
튀김 요리 속에 숨어있는 기름에 주의하자!
튀김옷이 기름을 듬뿍 흡수한 튀김 요리는 눈에 보이는 것 이상으로 열량이 높은 음식이다. 당연히 튀김옷이 두꺼울수록 다이어트에 좋지 않다. 시판 가공식품과 스낵류의 과자, 편의점 도시락 등에 들어 있는 '숨어있는 지방'을 절대 지나치지 말 것.

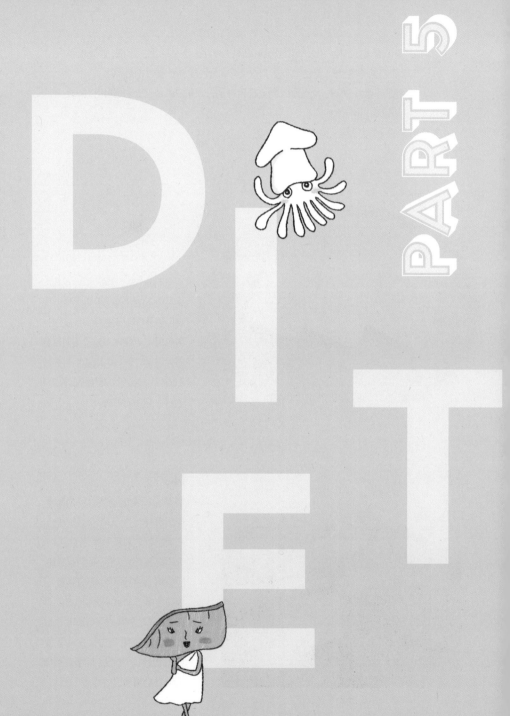

DIET

PART 5

다이어트 할 때 꼭 필요한
해산물 친구

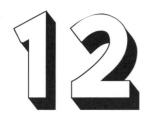

육류만큼이나 질 좋은 단백질을 함유한 어패류는 육류보다 칼로리가 낮고, 바다의 미네랄을
풍부하게 함유하여 다이어트를 적극 지원하는 식재료이다. 그러나 육류와 마찬가지로 부위에
따라 열량 차이가 크게 난다. 참치와 연어는 지방이 오른 뱃살(토로)보다 붉은 살을 고르는
것이 좋다. '몸에 좋은 기름'을 함유한 정어리, 전갱이 같은 등푸른 생선과 고단백
저칼로리이며 타우린 같은 유효성분까지 섭취할 수 있는 오징어와 문어, 아연과 철분이
풍부한 조개류와 해조류 등은 일부러 챙겨서라도 섭취하는 것이 좋다.

POINT

☑ 다이어트 중에 꼭 알아야 할 해산물 칼로리

> 같은 양이라도 고기보다
> 열량이 낮은 생선!

생선은 고기 만큼이나 질 좋은 단백질 공급원임에도 열량은 낮다. 육류 중에서도
칼로리가 낮은 편인 소고기 안심과 비교해도 열량 차이가 크다. 육식으로 치우치기
쉬운 식생활에 어패류의 등장을 늘려보자.

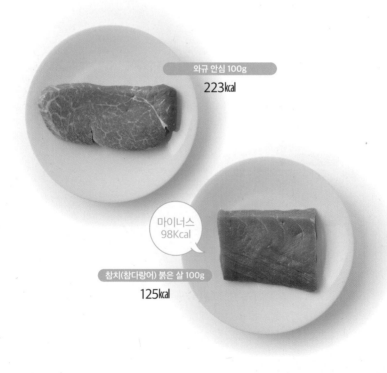

와규 안심 100g
223kcal

마이너스
98Kcal

참치(참다랑어) 붉은 살 100g
125kcal

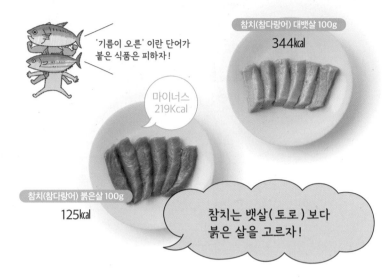

'기름이 오른' 이란 단어가 붙은 식품은 피하자!

참치(참다랑어) 대뱃살 100g
344kcal

마이너스 219Kcal

참치(참다랑어) 붉은살 100g
125kcal

참치는 뱃살(토로)보다 붉은 살을 고르자!

생선도 고기와 마찬가지로 부위나 종류에 따라 칼로리가 달라진다. 참치 뱃살은 붉은 살보다 2배 이상이나 열량이 높다. 홍연어는 노르웨이산 연어보다 100g에 약 100Kcal나 열량이 낮다.

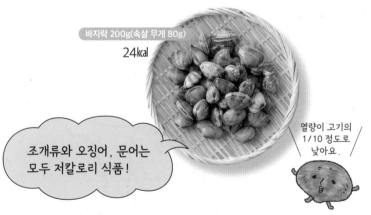

바지락 200g(속살 무게 80g)
24kcal

조개류와 오징어, 문어는 모두 저칼로리 식품!

열량이 고기의 1/10 정도로 낮아요.

씹는 식감이 좋고 단백질이 풍부하며 지방이 적은 오징어와 문어, 감칠맛이 강하고 비타민과 미네랄로 꽉 찬 조개류, 바다의 미네랄이 풍부한 해조류도 다이어트에 도움이 되는 식품이다.

01
SALMON
연어

회와 포일 구이로 즐겨보세요!
껍질도 남김없이 먹어요 ~

홍연어, 생물 100g당	
에너지	138 kcal
비타민 D	33.0 µg
비타민 B6	0.41mg

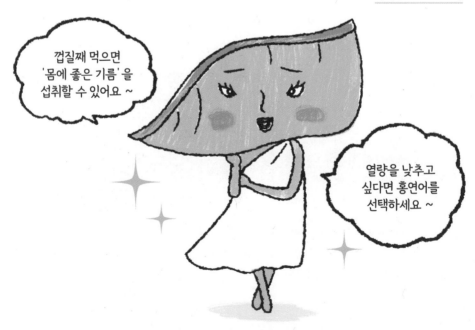

껍질째 먹으면
'몸에 좋은 기름'을
섭취할 수 있어요 ~

열량을 낮추고
싶다면 홍연어를
선택하세요 ~

EFFECT

☑ 도움되는 성분과 효능

**아스타크산틴
(아스타잔틴)**

연어의 붉은 색소로 젊음을 되찾자.

'바다의 카로티노이드'라고 불리는 붉은 색의 천연색소 성분이다. 비타민C의 6천 배나 되는 강력한 항산화 작용을 하며, 노화방지(안티에이징) 효과도 우수하여 주목할만한 성분이다. 눈과 혈관을 젊게 만드는 효능 외에도 미백 같은 피부미용 효과도 뛰어나다.

비타민B군

섭취한 음식물을 효과적으로 에너지로 바꾼다!

연어에는 당질대사에 필요한 비타민B1, 지질대사를 돕는 비타민B2, 단백질대사를 돕는 비타민B6가 함유되어 있어 섭취한 영양을 효과적으로 에너지로 소비할 수 있다.

비타민 D

뼈는 튼튼하게, 면역력은 키우는 '태양의 비타민'.

햇빛을 쬐면 피부에서 만들어지고, 식품 중에서는 버섯과 생선류에만 함유되어 있는 영양소이다. 칼슘의 흡수를 돕고 뼈와 관절 건강을 유지하며, 골다공증을 예방한다. 면역력 향상과 연관이 있다는 연구보고도 발표되었다.

☑ 득이 되는 섭취법 + 잘못된 섭취법

연어는 사실 흰 살 생선이다. 붉은 색은 강력한 항산화 작용을 하는
아스타크산틴(아스타잔틴)에 의한 것으로 이는 '일중항산소'라는 활성산소를
제거하는 힘이 베타카로틴보다 약 3.5배 강하다는 연구보고가 있다. 또한, 피부와
몸의 세포막이 손상되는 것을 막는 효능도 기대할 수 있다. 아스타크산틴은 몸속에서
머무는 시간이 48~72시간이나 될 만큼 긴 것도 장점이다. 눈과 혈관을 건강하게
유지하는 효과 외에도 자외선으로 인한 피부의 건조를 약 60%나 감소시킨다는
연구보고도 있다.
연어의 껍질과 살 사이에는 뇌의 활동을 돕는 DHA, 중성지방을 감소시키는 EPA가
풍부하다. DHA와 EPA를 효과적으로 섭취하려면 회로 먹는 것이 가장 좋다. 가열해서
먹을 때에는 알루미늄 포일로 싸서 '구이'로 즐겨 보자. 껍질 부분에는 콜라겐이
풍부하니 버리지 말고 다 먹는 것이 좋다.

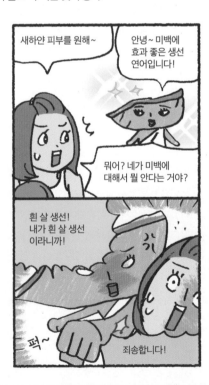

CAUTION

RECIPE

대충이의 대충 요리법

☑ 연어 덮밥

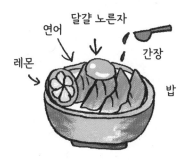

연어

달걀 노른자

간장

레몬

밥

만드는 법(1인분)
밥 150g을 그릇에 담고 연어회를 적당량
둘러 담는다. 달걀노른자 1개를 가운데에
올리고 간장 1~2작은술을 골고루 뿌린다.
레몬 슬라이스를 곁들이고 취향에 따라
시소잎(차조기잎)이나 파슬리, 고추냉이
등을 곁들인다.

기름이 오른 횟감용 연어나 노르웨이산
연어는 DHA, EPA는 풍부하지만 의외로
열량이 높다. 다이어트 중에는 먹는 양에
주의를 기울이는 것이 좋다. 연어 중에서
칼로리가 낮은 종류는 홍연어이다.
생선구이로 먹을 때에는 껍질부분도
바삭하게 구워 남김없이 맛있게 먹는다.

FOOD

☑ 잘 어울리는 식재료

연어의 항산화력을 더 높이고 콜라겐 생성에도 도움이 되는 비타민C와 함께 먹자.

브로콜리
비타민C가 풍부한 항산화
채소와 조합하면 효과가
상승한다.

레몬
연어 요리의 마무리로
비타민C가 가득한 레몬즙을
사용해보자.

02·03

SQUID, OCTOPUS
오징어, 문어

고단백 저칼로리! 꼭꼭 씹어 먹으면
만족감이 점점 커져요!

화살오징어(한치), 생물, 100g당	
에너지	85 kcal
단백질	17.6g

참문어, 생물, 100g당	
에너지	76 kcal
단백질	16.4g

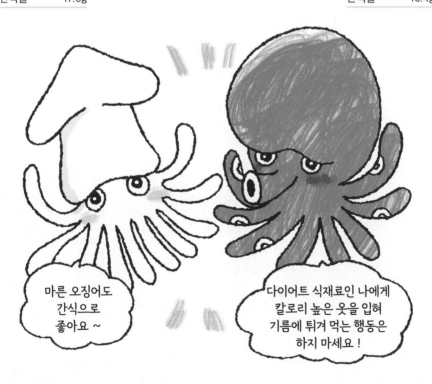

마른 오징어도
간식으로
좋아요 ~

다이어트 식재료인 나에게
칼로리 높은 옷을 입혀
기름에 튀겨 먹는 행동은
하지 마세요!

EFFECT

☑ 도움되는 성분과 효능

타우린	**오징어, 문어에 풍부한 영양소가 간의 활동을 돕는다.** 어패류 중에서도 오징어와 문어에 많이 함유되어 있는 아미노산의 한 종류이다. 특히 오징어의 내장과 문어 다리에 풍부하다. 혈액 속의 나쁜 콜레스테롤을 감소시켜 피를 맑게 하며, 간의 활동을 돕는다.
비타민 E	**몸과 피부를 아름답게 하는 '여성을 위한 비타민'.** 오징어와 문어 모두 다량 함유하고 있는 지용성 비타민이다. 자외선으로 인해 발생하는 활성산소로부터 세포를 지켜내어 노화방지(안티에이징) 효과가 뛰어나다. 냉증이나 어깨 결림, 피부가 거칠어지는 것을 방지하고 여성 특유의 컨디션 난조를 해소하는 데 도움이 된다.
아연	**좋은 점이 가득해 눈여겨 볼 필수 아미노산.** 뼈와 피부, 간, 신장, 뇌 등에 존재하며 단백질의 합성에 관여하는 효소의 재료로써 없어서는 안 되는 미네랄이다. 혈당치 조절과 미각을 정상으로 유지하는 것 외에도 건강한 피부와 머리카락을 위해 꼭 필요한 영양소이다.

☑ 득이 되는 섭취법 + 잘못된 섭취법

오징어와 문어는 저지방 고단백의 우수한 식품이다. 지질은 100g에 1g 이하일
정도로 적어서, 돼지고기의 삼겹살과 비교하면 1/30~1/50, 안심 부위라도 1/2~1/15
정도에 지나지 않는다. 당질도 거의 없다. 생명활동 유지에 꼭 필요한 아미노산의 한
종류인 타우린도 풍부하게 함유하고 있다. 콜레스테롤을 함유하지만, 그 배출을
촉진하는 타우린 같은 성분도 있기에 유전적으로 콜레스테롤이 쉽게 상승하는
체질이 아니라면 걱정할 필요는 없다.
오징어와 문어는 잘 씹어서 먹지 않으면 위에 부담을 주기 때문에 주의해야 한다.
씹는 식감이 좋고 든든함이 오래가는 만큼 소화에도 시간이 필요한 것이다.
타우린은 물에 녹는 성질을 가지고 있으니 익힌 국물까지 먹는 것이 좋다. 튀김은
애써 선택한 저칼로리 식재료를 쓸모없게 만드는 방법이므로 피해야 한다.

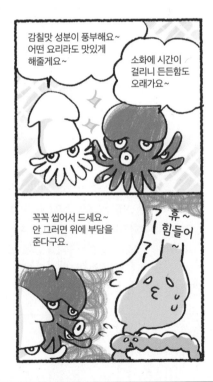

RECIPE

대충이의 대충 요리법

☑ 오징어 파프리카 굴소스 볶음

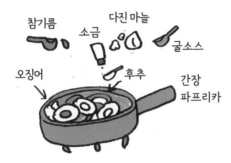

참기름
다진 마늘
소금
굴소스
오징어
후추
간장
파프리카

만드는 법(1인분)

오징어 100g과 파프리카 1/8개를 한입 크기로 자른다. 팬에 참기름 1작은술과 다진 마늘을
약간 넣고 볶다가 오징어, 파프리카를 넣어 볶는다. 굴소스와 간장을 1작은술씩 넣고 소금,
후추로 간을 맞춘다.

· 오징어는 밑손질과 자르는 수고를 덜어주는 냉동 제품을 사용해도 좋다.

FOOD

☑ 잘 어울리는 식재료

오징어와 문어가 가진 단백질의 효능을 높이고 콜레스테롤의 배출을 촉진하는 식재료와
함께 먹는 것이 좋다.

마늘	해조류
단백질 대사에 필요한 비타민B6가 많이 들어 있는 대표적인 채소이다.	식이섬유가 풍부한 해조류가 콜레스테롤의 배출을 촉진한다.

SARDINES, SAUREL

정어리, 전갱이

구이보다는 회로 즐기는 것이 훨씬 좋아요!
몸에 좋은 기름은 남김없이 섭취합시다!

정어리, 생물, 100g당	
에너지	169 kcal

전갱이(껍질째), 생물 100g당	
에너지	126 kcal

CAUTION

☑ 득이 되는 섭취법＋잘못된 섭취법

DHA, EPA와 같은 오메가3계 지방산을 섭취하려면 정어리, 전갱이 같은 등푸른 생선이 좋다. 특히 정어리는 EPA의 함유량이 식품 중에서 가장 높다. 연어나 참치와 비교해 정어리와 전갱이가 열량이 낮고 질 좋은 단백질과 비타민류를 효과적으로 보충할 수 있다.

DHA, EPA를 효과적으로 섭취하려면 생선을 구워 기름을 없애는 것은 좋지 않은 조리법이다. 제철에 잡은 신선한 등푸른 생선은 회나 타다키(다진 형태의 생선회)로 먹는 것이 가장 득이 되는 방법이다. 튀김은 다이어트 중에는 피해야 하지만 꼭 먹어야 한다면 옷을 최대한 얇게 입혀 조리한다.

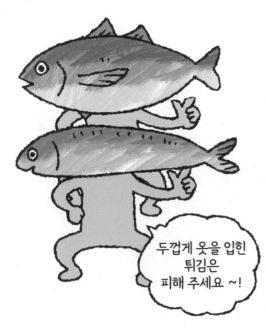

두껍게 옷을 입힌 튀김은 피해 주세요 ~!

EFFECT

☑ 도움되는 성분과 그 효능

(DHA, EPA) (비타민D) (비타민B군)

혈관과 뇌, 피부를 위해 활약하는 등푸른 생선.

등푸른 생선은 피를 맑게 해주는 기름인 DHA, EPA의 보고이다.
뼈와 면역에 관여하는 비타민D는 식물에서 유래한 것보다 몸속에서
효과적으로 대사된다. 그리고 비타민B군 중에서도 지질의 대사를 촉진하고
피지 분비를 조절하는 비타민B2, 단백질 분해에 필수적인 비타민B6의
함유량은 식품 중에서도 등푸른 생선이 아주 높은 편에 속한다.

대충이의 대충 요리법

FOOD

☑ 잘 어울리는 식재료

달걀

뇌의 활동을 돕는 영양소인
레시틴을 함유하고 있다.

RECIPE

☑ 다진 전갱이 된장 무침

만드는 방법(1인분)

전갱이회(1마리 양)를 잘게 썬 후
다진 마늘, 다진 생강, 간장(각
½t씩), 미소된장(약 2t), 다진
대파(5cm)를 넣고 잘 섞는다.

06·07

TUNA, BONITO

참치, 가다랑어

> 계절, 종류, 부위에 따라
> 함유하는 칼로리가 제각각!

참치(참다랑어), 생물, 100g당	
에너지	125 kcal

봄 가다랑어, 생물, 100g당	
에너지	114 kcal

가을 가다랑어, 생물, 100g당	
에너지	165 kcal

CAUTION

☑ 득이 되는 섭취법+잘못된 섭취법

참치(참다랑어)의 붉은살은 100g당 125Kcal, 뱃살(토로)은 344Kcal로 무려 200kcal 이상 차이가 난다. 1년에 제철이 두 번인 가다랑어는 봄에는 100g당 114Kcal, 가을에는 165Kcal이다. 봄 가다랑어는 비타민과 미네랄이 풍부하므로 봄철에 먹는 가다랑어가 다이어트에 더 도움이 된다.

건강에 좋은 기름인 DHA와 EPA는 가을에 먹는 가다랑어와 참치 뱃살에 더 풍부하다. 가을 가다랑어와 참치 뱃살은 열량이 높으니 먹는 양에 신경쓰는 것이 좋다. 신맛이 나는 우메보시(일본식 매실 장아찌)나 레몬과 함께 섭취하면 철분의 흡수를 도와 다이어트 중에 생기기 쉬운 빈혈을 예방할 수 있다.

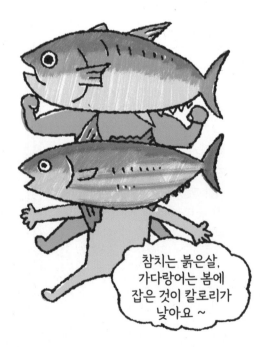

> 참치는 붉은살,
> 가다랑어는 봄에
> 잡은 것이 칼로리가
> 낮아요 ~

EFFECT

☑ 도움되는 성분과 그 효능

(이미다졸 펩타이드)　(비타민B군)　(칼륨)

지칠 줄 모르는 건강한 몸과 피부를 만든다!

피로를 풀어주는 효과가 연구를 통해 밝혀지며 화제가 된 성분인 이미다졸 펩타이드의 좋은 공급원이다. 에너지 대사에 관여하는 니아신과 단백질의 대사를 돕는 비타민B6 같은 비타민B군도 풍부하다. 이런 성분들은 피부와 정신을 건강하게 유지하는 효능이 있다. 또한 부기를 방지하는 칼륨도 보충할 수 있다.

대충이의 대충 요리법

FOOD

☑ 잘 어울리는 식재료

시금치

참치와 가다랑어 속 비타민B12와 시금치의 엽산이 빈혈을 예방한다. 콩제품과도 잘 어울린다.

RECIPE

☑ 참치 루콜라 샐러드

만드는 방법(1인분)

접시에 루콜라 적당량과 참치회 5~6조각을 먹기 좋게 펼쳐 담는다. 올리브 오일, 간장, 식초는 1작은술씩, 다진 마늘, 설탕, 원한다면 고추냉이를 약간씩 섞어 루콜라와 참치 위에 골고루 뿌린다.

08

SEAWEED
해조류(다시마, 톳, 김, 큰실말)

국이나 샐러드에 더해 보아요!
다이어트 효과 강력한 '해조 먼저 먹기'

다시마 (해품으로 자연 건조한 것), 100g당	
에너지	146 kcal

톳 (무쇠 솥에서 쪄서 건조한 것), 100g당	
에너지	149 kcal

큰실말 (모즈쿠), 100g당	
에너지	4 kcal

구운 김, 100g당	
에너지	188 kcal

'미끈거리는 점액질'은
수용성 식이섬유로
장에서부터 다이어트 효과가
나타나지요!

장기 보존도 가능하니
말린 해조류를 요리에
두루 활용해 보세요.

EFFECT

☑ 도움되는 성분과 효능

푸코산틴

지방 축적을 막고 지방을 태우는 이중효과!

해조류에 함유되어 있는 카로티노이드의 한 종류로 주로 내장지방에 도달하여 작용한다. 지방이 쌓이는 것을 억제하고, 체지방을 태우는 단백질(UCP-1, 언커플링 단백질)을 활성화한다. 즉, 이중으로 효능을 발휘하여 다이어트에 강력한 도움을 준다.

수용성 식이섬유

물에 녹아 '미끈하고 끈적한 성질'을 발휘한다!

해조류의 '미끈미끈'하고 '끈적한 점성'은 수용성 식이섬유의 특징이다. 혈당치의 상승을 억제하는 '알긴산'과 면역력을 높이는 효능이 있는 것으로 알려진 '후코이단'은 모두 수용성 식이섬유이다. '후코이단'은 큰실말, 미역귀, 다시마의 미끌거리는 점액질 성분에 함유되어 있다.

미네랄류

다양한 종류의 미네랄이 듬뿍!

해조마다 함유한 미네랄의 종류와 양은 각각 다르다. 칼슘과 칼륨은 다시마에, 철분은 무쇠 솥에 쪄서 말린 톳에 많다. 김은 미네랄류는 물론이고 피부와 점막의 건강을 유지하는 비타민A와 비타민B2도 풍부하게 함유하고 있다.

☑ 득이 되는 섭취법 + 잘못된 섭취법

해조류는 칼로리가 낮고 식이섬유와 미네랄이 풍부해 다이어트 식품계의
우등생이라고 할 수 있다. 된장국을 비롯한 국물 요리나 샐러드로 식사할 때 '해조
먼저 먹기'를 실천하면 혈당치의 상승을 지연시켜 비만을 방지할 수 있다. 특히
끈적이는 점성이 강한 큰실말과 미역귀(52쪽 참조)는 다양한 건강효과를 기대할 수
있다.

다이어트 중이라면 미네랄의 흡수를 돕는 식초를 뿌린 '큰실말 초무침'과 '미역귀
초무침'을 추천한다. 다시마에 풍부하게 함유되어 있는 감칠맛 성분인
글루타민산은 공복과 포만을 느끼게 하는 위 속의 센서에 작용하여 과식을
막아준다. 해조류는 건조식품으로 만들어도 영양성분이 변하지 않는다. 장기보존이
가능한 김 같은 건조식품을 항상 구비해 두고 요리에 '조금씩 더하면' 다이어트
효과도 높아진다.

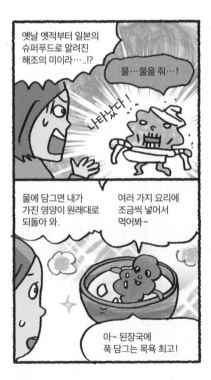

172

RECIPE

대충이의 대충 요리법

☑ 큰실말 낫토 김치 덮밥

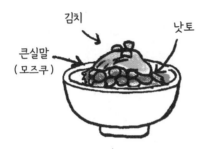

김치

낫토

큰실말
(모즈쿠)

만드는 법(1인분)
밥 150g을 그릇에 담고 큰실말
1팩, 낫토 1팩(첨부되어 있는
간장과 겨자를 넣고 섞는다),
적당량의 김치를 먹기 좋게
썰어 올린다.

칼슘과 비타민A가 풍부한 '파래', 미끌거리면서
아삭한 식감과 지방연소 효과로 주목받고 있는
'괭생이 모자반', 입안에서 톡톡 터지는 식감이
특이한 '바다포도' 등 먹을 수 있는 해조류는
100가지가 넘는다. 다양한 해조류로 여러 가지
요리를 시도해 보자.

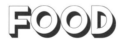

☑ 잘 어울리는 식재료

해조류가 가진 미네랄의 흡수를 돕는 식초와 비타민C, 구연산을 함유한 식재료를 조합해 보자.

레몬
구연산과 비타민C가
풍부하다. 상큼한 향이
요리의 맛을 더 상승시킨다.

우메보시
구연산 외에 항산화 성분도 함유하고
있다. 김+우메보시 주먹밥은 아주
좋은 조합이다.

09

SCALLOPS
가리비

조개관자뿐만 아니라
날개 부분에도 타우린이 듬뿍!

생물 100g당	
에너지	72 kcal
비타민 B2	0.29mg
아연	2.7mg

CAUTION

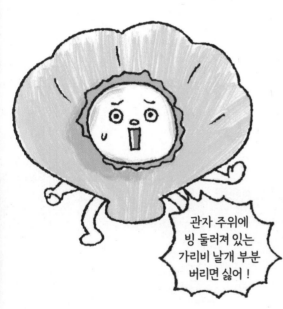

관자 주위에
빙 둘러져 있는
가리비 날개 부분
버리면 싫어!

☑ 득이 되는 섭취법+잘못된 섭취법

가리비는 열량이 낮고 감칠맛과 영양은 아주
뛰어난 식품이다. 현대인에게 부족하기 쉬운
철분과 아연이 풍부하다. 철분은 100g 당
2.2g으로 한 끼에 필요한 양을 모두 보충할 수
있다. 질 좋은 단백질도 육류 못지않게
함유하고 있어 '예쁘고 건강하게 살을 빼고
싶다'는 목표를 실현할 수 있게 한다.
가리비의 관자 주위를 둘러싸고 있는 날개
부분 모두 타우린을 함유하고 있고,
비타민B2는 날개 부분에 약 3.8배나 더 많다.
가리비 포일 구이로 먹어도 좋고 통조림이나
냉동 제품을 활용하는 것도 추천! 타우린은
수용성이므로 통조림(물로 익힌 것)은
국물까지 모두 사용하는 것이 좋다.

EFFECT

☑ 도움되는 성분과 그 효능

(타우린) (비타민B2 · B12) (철분) (아연)

다양한 영양소를 함유한 우수한 식품!

조개류 중에서도 피로회복에 도움이 되는 아미노산인 타우린이 특히 풍부하다.
지질대사를 촉진하는 비타민B2가 많은 것은 물론이고, 빈혈예방을 위해 필요한
철분과 비타민B12, 미각을 정상적으로 유지하고 당질대사에 관여하는 아연도
풍부하다. 몸이 붓는 것을 방지하는 칼륨 함유량은 조개류 중에서 1등을
차지한다. 이처럼 다양한 영양소를 섭취할 수 있다.

대충이의 대충 요리법

FOOD

☑ 잘 어울리는 식재료

풋콩

가리비의 비타민B12와 함께
엽산을 보충하여 빈혈을
예방하자!

RECIPE

☑ 가리비 영양밥

만드는 방법(1인분)

전기밥솥에 씻어서 물기를 뺀 쌀
360ml, 가리비 통조림(물로 익힌 것,
국물도 사용) 1캔, 간장, 맛술, 청주,
다진 생강 1큰술씩을 넣고 물 약
450ml를 부어 밥을 짓는다. 밥이
완성되면 주걱으로 골고루 섞은 후
뚜껑 덮어 10분간 뜸을 들인다.

10
OYSTER
굴

생굴과 레몬의 조합으로 소화를
촉진하고 식중독도 예방해요 ~

생물 100g당	
에너지	70 kcal
아연	14.5mg
비타민B12	23.1 µg

CAUTION

☑ 득이 되는 섭취법+잘못된 섭취법

진하고 깊은 맛과 다양한 영양소를 함유하여
'바다의 우유'라고 불린다. 굴 1개(껍질 벗긴
알맹이)의 칼로리는 18Kcal에 불과하다.
다이어트 중이라도 적극 섭취해야 할 식품이다.
생굴에 레몬을 곁들이면 좋은 조합이 된다.
비타민C가 철분의 흡수를 돕고 빈혈을
예방하기 때문이다. 또, 레몬의 살균작용으로
식중독도 막을 수 있다.
체력 보충을 위한 요리로 닭고기와 달걀을
넣은 굴 전골을 추천한다. 이때는 타우린 같은
영양소가 녹아 나온 국물을 건더기와 함께
모두 먹는다. 굴에는 감칠맛 성분인
호박산(숙신산)과 바닷물 유래의 천연 염분이
함유되어 있으니 간은 싱겁게 하자.

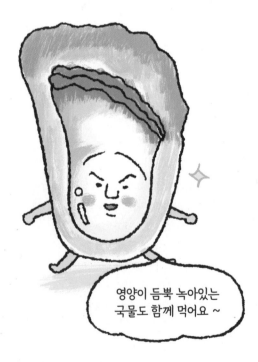

영양이 듬뿍 녹아있는
국물도 함께 먹어요 ~

EFFECT

☑ 도움되는 성분과 그 효능

(아연)　(타우린)　(비타민B12)　(엽산)

몸의 기능을 조절하는 아연을 효과적으로 섭취할 수 있다.

아연 함유량은 식품 중에서 단연코 1위를 차지한다. 아연은 혈당치를 조절하는 인슐린 분비와 미각 세포의 생산, 면역기능, 피부와 머리카락을 만들 때에도 필수적이다. 또한 감칠맛 성분의 아미노산인 타우린과 빈혈을 치료하는 데에 도움이 되는 비타민B12, 엽산, 철분 등의 영양소도 풍부하다.

대충이의 대충 요리법

FOOD

☑ 잘 어울리는 식재료

된장

된장이 아연의 흡수율을 높인다. 맛 궁합도 잘 어울리는 조합이다.

RECIPE

☑ 굴 채소 찜

만드는 방법(1인분)

내열용기에 양배추와 숙주나물을 한 줌씩 깔고 굴 통조림(오일 절임) 1캔의 굴을 건져 골고루 올린다. 통조림의 오일 1작은술, 페페론치노, 소금, 후추를 적당량씩 뿌리고 랩을 씌워 전자레인지에서 약 2분간 가열한다.

11·12

CLAMS, CORBICULA

바지락, 재첩

냉동 보관하면 감칠맛과
영양이 훨씬 더 살아나요~

바지락, 생물, 100g당	
에너지	70 kcal

재첩, 생물, 100g당	
에너지	64 kcal

CAUTION

☑ 득이 되는 섭취법+잘못된 섭취법

바지락과 재첩에 함유되어 있는 영양소는 거의
비슷하지만, 전체적인 영양가는 재첩이 더
높다. 그러나 재첩은 특유의 맛이 있어 여러
요리에 쓰기에는 바지락이 더 편리하다.
두 가지 모두 제철에 구입하여 한꺼번에 냉동
보관하면 좋다. 조개를 얼리면 세포가 파괴되어
영양과 감칠맛이 더 좋아지는 것으로 알려져
있다. 해감한 조개를 냉동 보관하면 요리에
그대로 사용할 수 있어 편리하다. 감칠맛
성분인 호박산(숙신산)과 타우린이 풍부하게
물에 녹아나므로 맛있는 국물을 만들 수 있다.
된장국 같은 국물 요리는 물론이고 조개
술찜의 국물까지 남김없이 먹도록 하자.

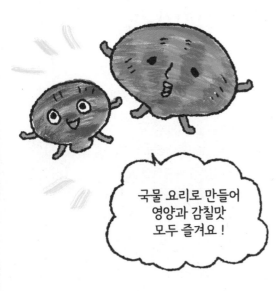

국물 요리로 만들어
영양과 감칠맛
모두 즐겨요 !

EFFECT

☑ 도움되는 성분과 그 효능

(비타민B12) (철분) (아연)

혈압이 높을 때에는 바지락을, 숙취해소에는 재첩을!

엽산과 함께 빈혈예방에 좋은 비타민B12의 함유량은 재첩이 1위, 바지락이 그 다음이다. 두 조개 모두 철분이 풍부하다. 간기능을 돕는 아미노산인 오르니틴은 재첩에 더 많다. 바지락에는 콜레스테롤을 조절하는 아미노산인 타우린, 고혈압과 당뇨병 예방에 효능이 있는 마그네슘이 풍부하다.

대충이의 대충 요리법

FOOD

☑ 잘 어울리는 식재료

시금치

비타민C가 조개류에 함유되어 있는 철분의 흡수율을 높여준다.

RECIPE

☑ 간단 재첩국

만드는 방법(1인분)

냄비에 물 2컵, 해감한 재첩 1팩을 넣고 불에 올린다. 재첩의 입이 벌어지면 시로다시* 와 청주를 1큰술씩 넣어 간을 맞추고 약불에서 2분 동안 더 끓인다. 파드득 나물(적당량)을 흩뿌린다.

• **시로다시(白だし)**
다시마, 가쓰오부시를 우린 국물에 우스구치 간장, 맛술, 설탕 등을 첨가해 만든 조미료로 멘쯔유처럼 물에 희석해서 사용한다. 재료도 멘쯔유와 비슷하다. 그러나 사용하는 간장과 단맛의 정도가 다르다. 시로다시가 없을 때에는 멘쯔유(소바간장)로 대체할 수 있다.

간편하고, 싸고, 첨가물도 적다!
다이어트 중 편리함을 선사하는 해산물 가공품 4

밑손질이 번거로운 어패류는 통조림을 활용하는 방법을 추천한다. 합리적인 가격과 장기 보존이 가능한 것도 장점이다. 고온에서 가열, 살균, 밀봉했으므로 방부제와 보존료 같은 첨가물을 사용하지 않기에 건강면에서도 안심할 수 있다. 오징어나 새우를 간편하게 요리에 사용할 수 있게 손질된 냉동제품도 다이어트의 든든한 지원군이다.

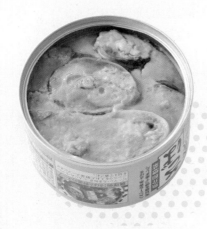

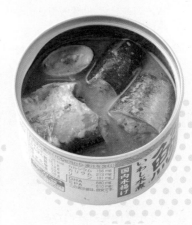

먹는 양에
주의!

고등어
통조림

정어리
통조림

물로 익힌 통조림은 뼈, 껍질, 생선살의 거무스름한 부분(등뼈 주변의 검붉은 부분)이 모두 들어 있으므로 생물 고등어보다 영양가가 높다. 단, 1캔(200g)에 380Kcal로 열량이 높은 편이니 섭취량에 주의해야 한다.

고등어 통조림과 동일하게 지방 축적을 막는 '몸에 좋은 기름'인 DHA, EPA와 칼슘, 철분, 비타민B2 등을 함유하고 있다. 제품에 따라 고등어 통조림보다 열량이 낮은 것도 있으므로 영양 성분 표시를 확인하고 고를 것!

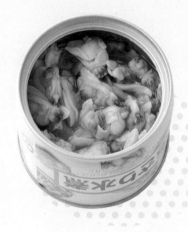

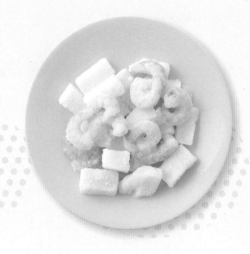

바지락
통조림

냉동 해산물
모둠

해감을 끝낸 제품으로 손질하는
수고로움이 없어 편리하다. 조갯살과
감칠맛이 풍부한 국물을 그대로 함께
활용하는 것이 포인트. 생물
바지락보다 영양이 풍부한데
다이어트 중에 부족하기 쉬운 철분은
약 8배나 많이 들었다.

해산물을 데쳐 급속 냉동했기 때문에
짧은 시간 안에 요리하기 편리하다.
소금물(물 2.5컵에 소금 1큰술)에 담가
해동하여 물기를 완전하게 뺀 후
사용하면 완성 요리에 물이 생기거나
비린내가 나는 것을 방지할 수 있다.

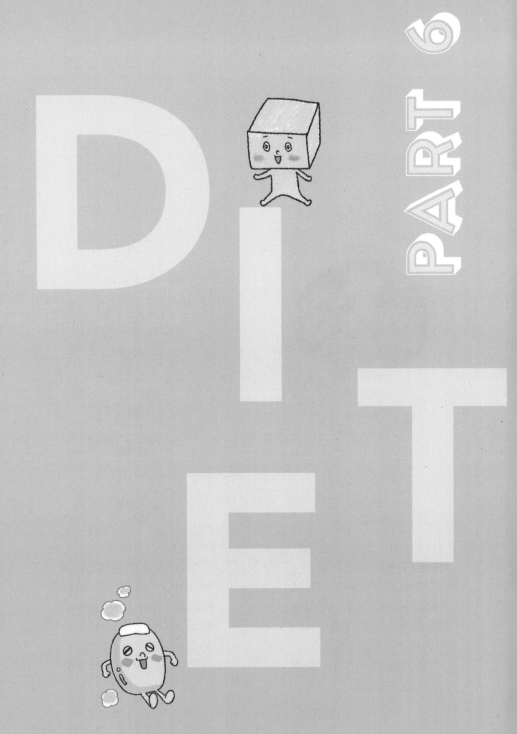

DIET

PART 6

적극적 다이어트 도우미!
콩식품과 발효식품

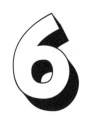

세계적으로도 유명한 다이어트 식품인 낫토, 된장, 두부로 대표되는 콩 가공식품.
발효라는 과정을 거치며 영양가와 건강 및 다이어트 효과까지 월등히 향상된 다양한
종류의 발효식품이 있다. 현명하게 챙겨 먹으면 건강한 몸과 아름다운 피부를 만드는 데
큰 도움이 된다. 또, 장 속 유익균을 늘려 장 건강을 개선하는 효능이 뛰어나서 '필요 없는
것'을 원활하게 몸밖으로 내보낼 수 있는 토대를 만든다. 이런 식품을 요리 재료와
조미료로 자주 활용하여 맛의 폭을 넓혀본다.

POINT

☑ 다이어트 효과를 높이는 식품 섭취법

> 콩은 고야두부로 섭취하여 소화
> 흡수력과 영양을 더욱 높인다!

식물성 단백질을 비롯한 각종 영양소가 풍부한 콩의 유일한 단점은 소화가 잘 안
된다는 것이다. 이런 문제는 콩을 가공함으로써 해결할 수 있으며 영양가도 더
높아진다. 콩비지를 가루로 만든 '콩비지 파우더'나 두부를 건조시킨 '고야두부'를
자주 활용하면 다이어트 중에 든든한 지원군이 되어 준다.

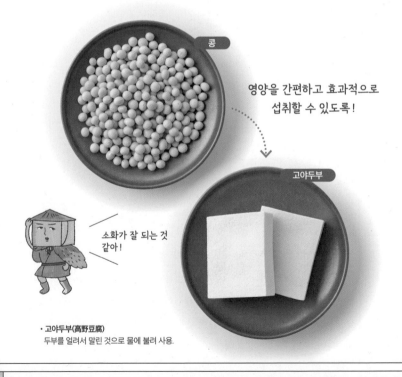

콩

영양을 간편하고 효과적으로
섭취할 수 있도록!

고야두부

소화가 잘 되는 것
같아!

• **고야두부(高野豆腐)**
두부를 얼려서 말린 것으로 물에 불려 사용.

> 배추는 김치로 섭취하여
> 다양한 영양소를 증가시킨다!

발효식품은 식재료에 들어 있는 당을 분해하는 미생물의 작용에 의해 감칠맛이 늘어나고 원재료에 없던 영양소가 더해진다. 발효식품을 매일 꾸준히 먹으면 장 건강이 개선되고 상쾌하게 배설하는 몸을 만들 수 있다. 꾸준히 먹으면 '컨디션이 좋아~'라고 느껴지는 식품을 찾아보자.

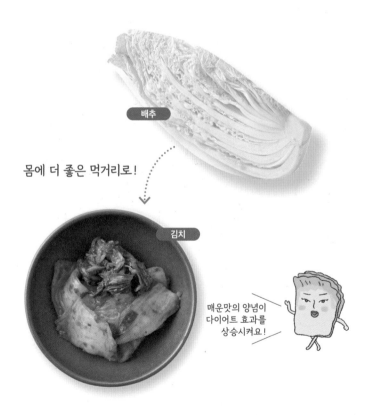

배추

몸에 더 좋은 먹거리로!

김치

> 매운맛의 양념이
> 다이어트 효과를
> 상승시켜요!

01
TOFU
두부

> 다이어트 우등생! 밥 대신 먹거나 값비싼
> 단백질 재료 대신 활용해요 ~

비단두부(연두부) 100g당		(목면)두부 100g당	
에너지	62Kcal	에너지	80Kcal
칼륨	150mg	칼륨	93mg

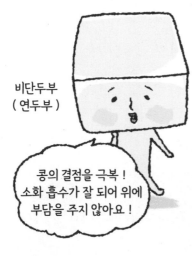

비단두부
(연두부)

> 콩의 결점을 극복 !
> 소화 흡수가 잘 되어 위에
> 부담을 주지 않아요 !

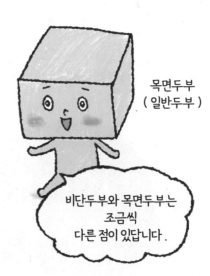

목면두부
(일반두부)

> 비단두부와 목면두부는
> 조금씩
> 다른 점이 있답니다 .

일본의 두부와 한국의 두부

· 목면두부(木綿豆腐)
두유에 간수를 넣어 굳힌 두부를 천을 깐
형틀에 넣고 압착하여 수분을 빼서 만든다.
식감이 좋고 짙은 두부의 맛을 느낄 수
있다. 우리나라의 일반 두부에 해당.

· 비단두부(絹ごし豆腐)
두유와 간수를 용기에 넣고 그대로 굳힌 것. 압착과정 없음. 수분이 많고 부드러운 식감.
우리나라의 연두부와 식감이나 형태가 가장 비슷하지만 큰 차이점은 연두부는 일반
두부처럼 형틀에 넣고 압착시켜 만들지만 비단두부는 압착하지 않는점. 사용하는 두유의
농도가 진하고 응고액이 일반 두부와 달라 질감이 더 부드럽다.

EFFECT

☑ 도움되는 성분과 효능

대두이소플라본

호르몬의 균형을 맞추고 아름다움을 응원하는 성분.
여성호르몬인 에스트로겐과 아주 비슷한 구조를 가진
플라보노이드의 한 종류이다. 강력한 항산화 작용을
하며, 다이어트 중에 생기기 쉬운 호르몬의 불균형
상태를 바로잡는 효능 외에도 피부를 아름답게
만드는 효과도 기대할 수 있다.

대두 단백질

저지질, 저칼로리의 콩 유래 천연 단백질.
식물성 단백질 중에서도 고기나 생선에 견주어
뒤지지 않을 정도로 질이 좋은 단백질이다. 칼로리는
낮아도 든든한 포만감을 주는 효과가 특징이다. 지질
함량도 적어서 혈중 콜레스테롤을 낮추며 비만을
개선하는 등의 효과도 있다.

마그네슘

두부 응고제로 쓰이며 변비에도 효과!
두부를 굳히는 간수의 주성분이다. 변의 수분을
유지시켜 배변을 원활하게 하는 효능으로도 알려져
있는 영양소이다. 또한 몸속에서 소화 및 분해 등과
관련된 효소반응과 에너지 생성에도 관여한다.

☑ 득이 되는 섭취법 + 잘못된 섭취법

유럽과 미국 등지에서도 두부는 큰 인기를 끌고 있다. 콩을 삶아 으깬 후 즙을 짠 두유가 원료이므로 영양가는 두유와 같으면서, 소화가 잘 되지 않는 콩의 단점을 보완하여 소화 흡수가 우수하다. 게다가 콩보다 당질이 적고, 100g을 먹어도 비단두부(연두부)는 62Kcal, (목면)두부는 80Kcal라는 낮은 열량을 자랑한다. 수분이 많은 두부는 의외로 포만감이 좋기 때문에 식전에 먹는 것을 추천한다. 자극적인 맛의 반찬을 먹을 때에 밥 대신 두부를 먹어 그 맛을 중화시키면 과식을 방지할 수 있다. 필요 없는 염분의 배출을 촉진하는 칼륨도 섭취할 수 있으므로 몸이 붓는 것이 신경 쓰이는 독자에게 추천한다.

비단두부(연두부)는 비타민B군과 칼륨이, (목면)두부는 철분과 칼슘이 풍부하다. 단백질과 마그네슘의 양은 비단두부(연두부)보다 (목면)두부에 더 많이 들어 있다.

RECIPE

대충이의 대충 요리법

☑ 두부 치즈 스크램블드 에그

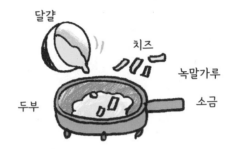

달걀

치즈

녹말가루

두부

소금

만드는 법(1인분)

두부 50g을 준비해 가볍게 물기를 빼고 으깬다. 달걀 1개, 녹말가루 1작은술, 소금 약간을 넣고 잘 섞는다. 프라이팬에 올리브 오일을 약간 두르고 두부 달걀물을 부은 후 모짜렐라 치즈(슬라이스 타입) 1장을 찢어서 넣는다. 가볍게 대충 저으면서 스크램블 에그 형태로 만든다.

· 두부는 취향에 따라 (목면)두부, 비단두부(연두부) 중에 선택해서 사용한다.

FOOD

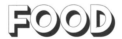

☑ 잘 어울리는 식재료

두부에 함유되어 있지 않은 식이섬유, 비타민, 카로틴 등을 보충하면 영양의 균형을 잘 맞출 수 있다.

시금치
카로틴과 비타민C, 식이섬유
등 두부에 없는 영양소를
보충할 수 있다.

김
카로틴과 식이섬유를 보충할
수 있다. 냉두부와 두부
샐러드의 토핑으로 활용한다.

02

GOYA TOFU
고야두부

영양이 응축된 슈퍼식재료! 고기나 값비싼 단백질
재료 대신 먹고 영양과 다이어트 효과까지 챙겨요 ~

고야 두부 100g당	
에너지	536Kcal
칼슘	630mg
식이섬유	2.5g

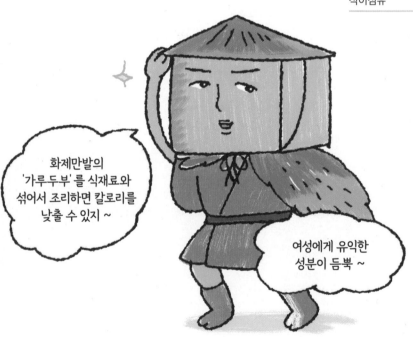

화제만발의
'가루 두부' 를 식재료와
섞어서 조리하면 칼로리를
낮출 수 있지 ~

여성에게 유익한
성분이 듬뿍 ~

EFFECT

☑ 도움되는 성분과 효능

레지스턴트 프로틴	**식이섬유와 유사한 기능의 다이어트 성분!** 레지스턴트 단백질이라고도 불리는데 고야두부에 들어 있는 단백질의 약 35%를 차지하는 성분이다. 장 속에서 소화, 흡수되기가 어려운 식이섬유와 비슷한 성질을 가지고 있기 때문에 혈당치가 오르는 것을 억제하고, 필요없는 지질의 배출을 돕는다.
칼슘	**뼈 건강을 챙기면서 날씬하게 살을 뺀다.** 뼈와 치아의 원료가 되면서 근육과 세포가 정상적으로 활동하기 위해서 꼭 필요한 미네랄이다. 고야두부 1장(16.5g)에는 비단두부(연두부) 1/2모(150g) 이상인 104mg의 칼슘이 함유되어 있으므로 고야두부를 통해 더 효과적으로 섭취할 수 있다.
아연, 철분	**항노화 성분으로 몸과 피부를 생생하고 활기차게!** 철분과 아연 모두 건강과 미용에 없어서는 안 되는 미네랄이다. 아연은 세포의 합성에 관여하여 피부와 머리카락, 손톱, 미각, 면역력을 건강하게 유지하는 것과 같은 여러 가지 기능을 담당한다. 철분은 빈혈예방과 인지기능에도 중요한 성분이다.

☑ 득이 되는 섭취법+잘못된 섭취법

두부의 수분을 거의 마지막까지 짜내고 건조시킨 고야두부는 쇼진요리(精進料理, 정진요리)에서 고기 대신 사용하는 일본의 오래된 슈퍼푸드이다. 질 좋은 단백질을 비롯하여 7가지 미네랄(칼슘, 마그네슘, 인, 철분, 아연, 동, 망간) 같은 다이어트 중에 부족하기 쉬운 영양소로 꽉 차 있다.

고야두부에 들어 있는 불포화지방산은 나쁜 콜레스테롤을 감소시키고 혈관 건강에 도움을 준다. 또 여성호르몬과 비슷한 효능이 있는 대두 이소플라본과 항산화 작용을 하는 대두 사포닌 같은 콩 유래의 천연 건강성분도 풍부하다.

고야두부를 가루 형태로 만든 '가루두부'는 다진 고기로 만드는 요리에 고기와 섞어 사용하면 요리의 부피감은 유지되고, 맛과 영양은 풍부하며 열량은 줄일 수 있어 현명한 다이어트 요리법이라 할 수 있다.

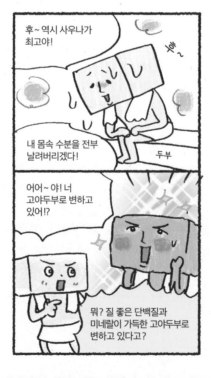

• 가루두부
고야두부를 분말로 만든 것. 일반 두부와는 다르게 마른 재료이기 때문에 수분을 더하면 흡수하여 팽창하는데, 부푼 가루두부는 폭신폭신한 식감이다.

RECIPE

대충이의 대충 요리법

☑ 폭신폭신 고야두부

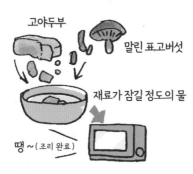

고야두부

말린 표고버섯

재료가 잠길 정도의 물

땡~ (조리 완료)

만드는 법(1인분)
고야두부 1장을 미지근한 물에 넣고 약 30초간 불린 후 물기를 짜고 한입 크기로 썬다. 말린 표고버섯도 물에 불려 물기를 짜고 한입 크기로 썬다. 약간 큼직한 내열용기에 고야두부와 표고버섯을 넣고 재료가 약간 잠길 정도로 물을 붓는다. 전자레인지에서 3분간 가열한다. 먹기 직전에 가다랑어포와 멘츠유(소바간장)를 적당량 뿌린다.

'폭신폭신 고야두부'는 그대로 먹어도 맛있지만, 된장국에 넣어서 먹는 것도 추천! 냄비에 '폭신폭신 고야두부'의 국물(전자레인지에서 가열한 재료가 잠길 정도의 물, 가다랑어포와 멘쯔유를 넣지 않은 상태)을 붓고 물을 더 보충한다. 불에 올려 끓으면 미소 된장을 풀고 마무리 단계에서 된장국의 건더기로 고야두부와 표고버섯을 넣으면 영양 가득한 된장국 한 그릇 완성.

FOOD

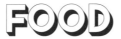

☑ 잘 어울리는 식재료

칼슘의 흡수를 도와주는 비타민D와 수용성 식이섬유, 발효식품과 궁합이 아주 좋다.

말린 표고버섯	오크라
고야두부의 칼슘 흡수를 촉진하는 비타민D와 식이섬유를 보충할 수 있다.	수용성 식이섬유를 효과적으로 섭취할 수 있는 채소와의 조합이다. 우엉도 잘 어울리는 조합.

03

STEAMED BEANS

찐 콩

충분한 양의 수분과 함께 먹으면 뱃속에서 불어나 포만감이 넘쳐나요~

100g당	
에너지	205Kcal
식이섬유	8.8g
단백질	16.6g

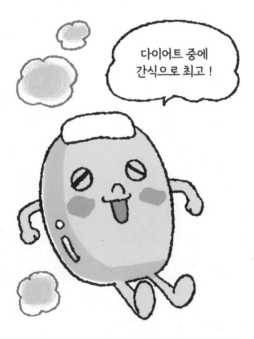

다이어트 중에 간식으로 최고!

CAUTION

☑ 득이 되는 섭취법 + 잘못된 섭취법

찐 콩은 사실 물에 삶은 콩보다 영양소가 풍부하다. 식이섬유는 약 1.3배, 칼륨은 약 3.2배, 철분과 아연도 약 1.6배씩, 비타민B1은 약 15배나 많아서 각종 영양으로 가득 차 있다. 삶은 콩에서는 빠져나가기 쉬운 감칠맛, 식이섬유, 올리고당 등도 흡수하기 쉬운 형태로 함유되어 있고, 찐 상태 그대로 먹을 수 있어 간식으로도 아주 좋다.

찐 콩의 효과를 극대화하기 위해서는 충분한 양의 수분과 함께 먹는 것이다. 식이섬유가 물을 흡수해 그대로 머금고 있으므로 뱃속에서 팽창하여 포만감을 유지시켜주고, 변비예방으로도 이어진다.

EFFECT

☑ 도움되는 성분과 효능

(대두 단백질)　(대두 이소플라본)　(대두 올리고당)

콩의 영양을 있는 그대로 빠짐없이 섭취할 수 있다!
콩 유래의 질 좋은 천연 식물성 단백질은 낫토와 거의 같은
양이고, 호르몬의 균형을 조절하는 대두 이소플라본도 낫토의 2배
이상이나 함유하고 있다. 두부를 만드는 과정에서 제거되는
식이섬유나 낫토의 발효과정에서 소비되는 대두 올리고당도
그대로 남아 있다. 뇌에 쌓이는 스트레스를 완화하는 GABA도 약
10배나 들어 있다.

대충이의 대충 요리법

FOOD

☑ 잘 어울리는 식재료

요거트
콩에 풍부한 식이섬유와
발효식품의 상승효과로 장
건강을 좋게 유지한다.

RECIPE

☑ 찐 콩과 말차 허니 요거트

만드는 방법(1인분)
플레인 요거트(무당)
100~200g에 말차와 꿀을
1~2작은술씩 넣고 섞은 후 찐
콩을 적당량 올린다.

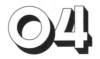

04

KIMCHI

김치

식사 전에 먹으면 혈당치가
급격히 오르는 것을 막아줘요~

100g당	
에너지	46 ㎉
식이섬유	2.7g
칼륨	340 ㎎

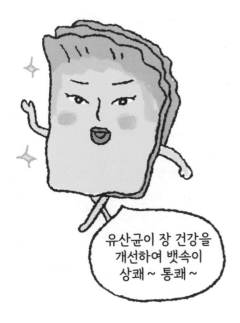

유산균이 장 건강을
개선하여 뱃속이
상쾌~ 통쾌~

CAUTION

☑ 득이 되는 섭취법+잘못된 섭취법

100g에 46Kcal라는 저열량임에도
불구하고, 식이섬유 함량과 감칠맛이
뛰어나서 포만감과 만족감을 얻을 수 있다.
비타민B군도 들어 있고, 절임류의 반찬
중에서는 염분도 적은 편이라 술안주로도
추천한다. 김치에 풍부한 유산균은 죽어서도
장 건강 개선에 효능을 발휘하지만, 가열은
되도록 짧은 시간에 끝내는 것이 좋다.
매운맛의 근원인 캡사이신은 몸을 따뜻하게
하고 지방을 에너지원으로 사용하여
연소시키는 효능이 있다. 단, 점막을 강하게
자극하므로 위가 약한 사람은 공복에 김치를
먹는 것은 피하는 것이 좋다.

EFFECT

☑ 도움되는 성분과 그 효능

(식물성 유산균)   (캡사이신)   (식이섬유)

지방을 태우고 장을 깨끗하게 청소하는 한류 발효식품!

김치에 들어 있는 식물성 유산균인 락토 바실러스는 동물성
유산균보다 위산에 강하고 살아있는 상태로 장에 쉽게 도달하는
특징을 지니고 있기 때문에 식이섬유와 함께 장 건강 개선에
도움이 된다. 고추의 매운 성분인 캡사이신은 신진대사를
활발하게 하여 지방연소를 촉진하므로, 지방을 분해하는
다이어트의 지원군이다.

대충이의 대충 요리법

FOOD

☑ 잘 어울리는 식재료

사과

마늘 냄새를 줄이는 데
효과적이다. 우유와 유제품도
같은 효과가 있다.

RECIPE

☑ 김치 두부 무침

만드는 방법(1인분)

물기를 뺀 두부 ½모를 으깨고
간장 1작은술과 가다랑어포를
약간 넣는다. 한입 크기로 자른
적당량의 김치와 잘 섞은 후
입맛에 따라 참기름과 깨소금을
조금씩 뿌린다.

MISO BEAN PASTE

미소된장

오랜 시간 동안 숙성한
적미소된장을 추천합니다!

쌀로 만든 미소된장 (신슈미소) 100g당	
에너지	192Kcal
식이섬유	4.9g

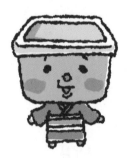

☑ 득이 되는 섭취법+잘못된 섭취법

발효식품인 미소된장은 콩의 영양과 더불어 발효에
의해 아미노산과 비타민의 양과 종류까지 배로
늘어난다. 다이어트 효과를 원한다면 노화방지와
지방연소를 촉진하는 항산화 성분인 멜라노이딘이
풍부한 '적미소된장(아카미소)'에 식이섬유가 많은
채소와 해조류를 건더기로 넣은 미소 된장국을 만들어
먹자. 물과 두유, 미소된장, 깨소금, 닭육수맛
조미료(가루)로 만든 국물에 채소를 듬뿍 넣어 만든
'미소 두유 전골'도 추천한다.

EFFECT

☑ 도움되는 성분과 효능   멜라노이딘   GABA

발효에 의해 영양가가 쑥쑥~ 증가!
콩 유래의 천연 단백질인 이소플라본, 사포닌 외에도 미소된장의
갈색성분인 멜라노이딘은 혈당치 상승을 억제하는 효능이 있다. 짜증이
나거나 안절부절 못하는 기분을 완화시키는 데 도움이 되는 아미노산인
GABA와 미네랄, 비타민도 보충할 수 있다.

06

RICE WINE LEES

술지게미

누룩과 효모가 가진 발효의 힘이
미용과 장 건강에 도움을 주어
다이어트로 이어져요 ~

생 것 100g당	
에너지	227Kcal
비타민B2	0.26mg
비타민B6	0.94mg

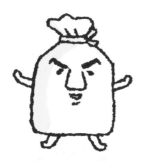

☑ 득이 되는 섭취법+잘못된 섭취법

찐 쌀과 쌀누룩을 발효시킨 액체를 짜서 거른 것이
청주이고, 남은 찌꺼기가 술지게미이다. 알코올 성분이
8% 정도 남아 있으니 물과 함께 가열하여 알코올
성분을 날린 후 사용하는 것이 좋다. 시판되는 쌀누룩
음료(아마자케)에 술지게미를 더하면 영양가가
높아지고, 요리에 더하면 감칠맛이 좋아진다.
납작한 판 모양의 술지게미를 오븐 토스터에서 구워
설탕을 넣은 간장을 발라 먹거나 설탕을 솔솔 뿌려
먹으면 간편한 디저트가 된다.

EFFECT

☑ 도움되는 성분과 효능   레지스턴트 프로틴   a-EG

깊은 감칠맛과 미용성분이 한가득~

난소화성(難消化性) 성분인 레지스턴트 프로틴은 정장작용이 아주
뛰어나다. 감칠맛 성분인 아미노산, 피부의 콜라겐 생성을 돕는
a-EG(알파 에틸글루코사이드), 대사에 관여하는 보조효소(코엔자임)인
비타민B2·B6도 함유하고 있다.

영양과 효능을 꼼꼼히 따진다!
다이어트 효과를 높이는 음료 6

열심히 노력하여 식사제한을 했지만, 달콤한 주스 1잔으로 당질과 칼로리를
초과해버리는 경우가 있다. 음료를 고르고 마시는 방법도 다이어트의 성공 여부가
걸린 중요한 일이다. 부족한 영양소를 살짝 더해주는 음료와 다이어트에 활기를
주는 천연가루(68~69쪽 참조)의 정보를 결합하여 늘 먹는 평범한 식사를 더
건강하게 바꿔보자.

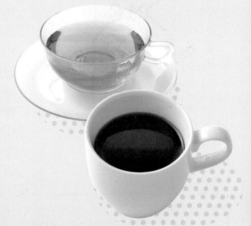

홍차, 커피

소화를 돕고 지방연소를 촉진하는
카페인이 함유되어 있다. 커피의
클로로겐산은 혈당상승을 억제하는
효과도 있다. 당분이 많이 들어 있는
캔 커피는 금물!

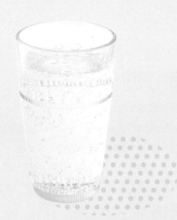

탄산수

0Kcal의 무당(無糖) 탄산수를 식사
20분 전에 마시면, 공복감이 덜하고
과식을 방지할 수 있다. 신진대사를
활발하게 하고 변비해소 같은
효과도 기대할 수 있다.

마시는 양에
주의할 것 !

쌀누룩 음료

장 건강을 개선하는 발효 음료.
두유와 섞어 마시는 방법을
추천한다. 쌀누룩이 내는 천연의
단맛이 좋아 당을 첨가하지 않아도
만족할 만한 맛을 낸다.

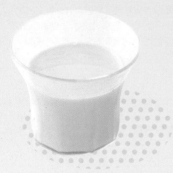

두유

식물성 단백질, 이소플라본 같은 콩이 가진 영양소를 보충할 수 있기 때문에 간식으로 최적인 음료. 식이섬유가 제거된 만큼 체내흡수가 원활하다.

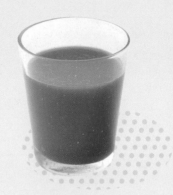

토마토 주스

강력한 항산화력의 붉은 색소 성분인 리코펜을 함유한 토마토의 영양이 응축된 음료. 올리브 오일을 더하면 라코펜의 체내흡수율이 높아진다. 당이 첨가되지 않은 것으로 고를 것을 고른다.

일반 탄산음료 500ml에 각설탕 약 15개 분의 당이 들어 있어요!

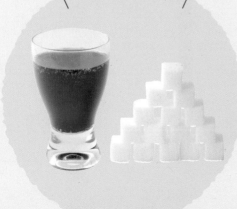

NG
청량음료는 설탕이 한가득!
청량음료 중에는 500ml 페트병 1개에 밥 1공기 분의 칼로리를 내는 것도 있다. 또 칼로리 제로라도 당질은 들어 있기 때문에 다이어트 중이라면 피하는 것이 가장 좋다.

한눈에 살펴보는 영양소별 식재료 순위

먹으면서 예쁘고 건강하게 살을 빼기 위해 꼭 필요한 영양소를 많이 함유하고 있는 식재료를 살펴보자.
표기 분량은 일반적으로 한끼에 섭취하는 양이며, 껍질을 벗기거나 밑동을 잘라내는 등 먹을 수 있게
손질을 마친 양이 기준이다. 각 식재료에 대한 정보를 확인할 수 있게 페이지를 함께 기재한다.

• 식재료는 이 책에서 소개하고 있는 것을 기준으로 한다.

	비타민A (레티놀 활성당량)	표준량 (g)	함유량 (㎍)	페이지
1	당근	50	360	104
2	시금치	100	350	94
3	단호박(서양)	100	330	114
4	소송채	100	260	94
5	달걀	50	105	146

	비타민 B1	표준량 (g)	함유량 (㎍)	페이지
1	돼지고기(안심)	100	1.32	142
2	밀기울(시리얼)	40	0.73	60
3	연어(홍연어)	100	0.26	158
4	발아현미	50	0.18	56
	양고기(다리살)	100	0.18	142

	비타민 B2	표준량 (g)	함유량 (mg)	페이지
1	가리비	100	0.29	174
	요거트(플레인, 무가당)	200	0.28	48
2	밀기울(시리얼)	40	0.28	60
	낫토	50	0.28	64
5	양고기(다리살)	100	0.27	142

	비타민 B6	표준량 (g)	함유량 (mg)	페이지
1	참치(참다랑어, 붉은살)	100	0.85	168
2	가다랑어(봄가다랑어, 가을가다랑어)	100	0.76	168
3	닭가슴살(껍질 제거)	100	0.64	138
4	닭안심	100	0.62	138
5	돼지고기(안심)	100	0.54	142

	비타민 B12	표준량 (g)	함유량 (㎍)	페이지
1	바지락	40	21.0	178
2	굴	50	11.6	176
3	가리비	100	11.4	174
4	재첩	15	10.3	178
5	연어(홍연어)	100	9.4	158
	정어리	60	9.4	166

	엽산	표준량 (g)	함유량 (㎍)	페이지
1	브로콜리	100	220	78
2	시금치	100	210	94
3	밀기울(시리얼)	40	156	60
4	소송채	100	110	94
5	망고	110	92	132

	비타민 C	표준량 (g)	함유량 (mg)	페이지
1	골드키위	100	140	130
	브로콜리	100	140	78
3	홍피망	70	119	100
4	그린키위	100	69	130
5	딸기	100	62	128

	비타민 D	표준량 (g)	함유량 (㎍)	페이지
1	연어(홍연어)	100	33.0	158
2	정어리	60	19.2	166
3	가다랑어(가을가다랑어)	100	9.0	168
4	전갱이	100	8.9	166
5	참치(참다랑어, 붉은살)	100	5.0	168

비타민E (α-토코페롤)	표준량 (g)	함유량 (mg)	페이지
1 밀기울(시리얼)	40	11.3	60
2 아몬드	20	6.1	133
3 단호박(서양)	100	4.9	114
4 두유(조정)	210	4.6	40
5 홍피망	70	3.0	100

비타민 K	표준량 (g)	함유량 (㎍)	페이지
1 낫토	50	300	64
2 시금치	100	270	94
3 소송채	100	210	94
3 브로콜리	100	210	78
5 양배추	100	78	28

칼륨	표준량 (g)	함유량 (mg)	페이지
1 시금치	100	690	94
2 톳(건조)	8	512	170
3 소송채	100	500	94
4 토마토주스(식염 무첨가)	190	494	32
5 단호박(서양)	100	450	114

철분	표준량 (g)	함유량	페이지
1 말고기(붉은 살코기)	100	4.3	142
2 밀기울(시리얼)	40	3.8	60
3 소송채	100	2.8	94
4 두유(무조정, 조정)	210	2.5	40
4 소고기(와규 등심)	100	2.5	142
4 고야두부(건조)	33	2.5	190

칼슘	표준량 (g)	함유량 (㎎)	페이지
1 요거트(플레인, 무가당)	200	240	48
2 고야두부(건조)	33	208	190
3 소송채	100	170	94
4 (목면)두부	150	140	185
5 비단두부(연두부)	150	113	185

아연	표준량 (g)	함유량 (㎎)	페이지
1 굴	50	7.3	176
2 밀기울(시리얼)	40	6.4	60
3 소고기(와규 등심)	100	4.2	142
4 양고기(다리살)	100	3.1	142
5 말고기(붉은살코기)	100	2.8	142

식이섬유 총량	표준량 (g)	함유량 (g)	페이지
1 밀기울(시리얼)	40	5.7	60
2 콩비지파우더	12	5.2	36
3 브로콜리	100	5.1	78
4 톳(건조)	8	4.1	170
5 우엉	70	4.0	86

수용성 식이섬유	표준량 (g)	함유량 (g)	페이지
1 우엉	70	1.6	86
2 낫토	50	1.2	64
3 오크라	70	1.0	82
4 단호박(서양)	100	0.9	114
4 고구마	100	0.9	118

불용성 식이섬유	표준량 (g)	함유량 (g)	페이지
1 밀기울(시리얼)	40	5.4	60
2 콩비지파우더	12	5.1	36
3 브로콜리	100	4.1	78
4 단호박(서양)	100	2.6	114
4 맛밤	35	2.6	132

단백질	표준량 (g)	함유량 (g)	페이지
1 참치(참다랑어, 붉은살)	100	26.4	168
2 가당랑어(봄 가다랑어)	100	25.8	168
3 가다랑어(가을 가다랑어)	100	25.0	168
4 닭안심	100	23.9	138
5 닭가슴살(껍질 제거)	100	23.3	138

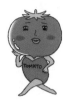

지은이
기시무라 야스요
Y a s u y o   K i s h i m u r a

푸드 플래너. 관리영양사, 채소 소믈리에.
사단법인 '어른의 다이어트 연구소' 대표.

오쓰마(大妻)여자대학 가정학부 식품학과에서 관리영양사를 전공하고
졸업 후, 병원에서 영양 지도의 경력을 쌓은 후 독립하였다. 일본
채소소믈리에협회 뷰티푸드 프로그램의 감수를 맡았으며 상품 개발, 메뉴
개발, 컨설팅, 강의, 집필, 미디어 출연 등 다방면에서 활동 중이다.
자신이 겪은 다이어트 실패와 수천 명에게 다이어트를 지도한 경험을
살려, 건강하고 예쁘게 살을 뺄 수 있는 '먹는 다이어트'를 제안하고 있다.
무리하지 않고 계속할 수 있는 것이야말로 다이어트 성공의 열쇠라고
생각하여 스트레스 없이 만들 수 있는 '대충 레시피' 개발에도 전력을
다하고 있다.
저서로는 『언제나 요리에 뿌리기만 하면 되는 콩비지 파우더
다이어트』(개정판, 후소샤), 『감량한 지방은 모두 10톤! 전설의 다이어트
전문가가 알려주는 최강의 다이어트법』(동양경제 신보사) 등이 있다.

~~~~~~~~~~~~~

관리영양사란?

한국에는 없는 직업군입니다. 일본에서 관리영양사(영양관리사)로
활동하기 위해서는 국가시험에 합격하고, 후생노동성(우리나라의
보건복지부, 고용노동부, 여성가족부에 해당합니다) 대신의 면허를
받아야 될 수 있습니다. 반면 '영양사'는 특정한 양성시설에서 교육을
수료한 후 지방자치단체에서 허가하는 면허를 받아 활동하는
직업군을 말합니다.

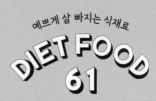

예쁘게 살 빠지는 식재료

DIET FOOD 61

펴낸 날 초판 1쇄 2023년 6월 26일

지은이 기시무라 야스요 | **옮긴이** 백현숙 | **펴낸이** 김민경
디자인 임재경(another design) | **인쇄·제본** 도담프린팅 | **종이** ㈜디앤케이페이퍼 | **물류** 해피데이
펴낸곳 팬앤펜(pan.n.pen) | **출판등록** 제307-2017-17호 | **주소** 서울 성북구 삼양로 43 IS빌딩 201호
전화 02-6384-3141 | **팩스** 0507-090-5303 | **이메일** panpenpub@gmail.com
인스타그램 @pan_n_pen | **블로그** blog.naver.com/pan-pen

ISBN 979-11-91739-07-7(13510) | **값** 17,000원

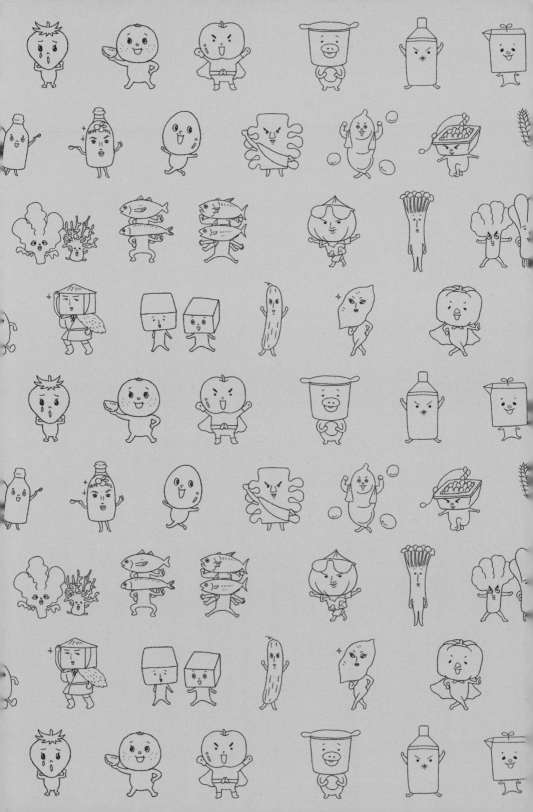